U0219002

中药炮制技术现代循证研究
——麸制技术

Evidence-based Study on Processing of Chinese Materia Medica：Gluten Technology

主　审　贾天柱

编　著　单国顺　赵启苗　戴小欢

中国协和医科大学出版社

北　京

图书在版编目（CIP）数据

中药炮制技术现代循证研究：麸制技术 / 单国顺，赵启苗，戴小欢编著. —北京：中国协和医科大学出版社，2023.6

ISBN 978-7-5679-2210-5

Ⅰ.①中… Ⅱ.①单… ②赵… ③戴… Ⅲ.①中药炮制学－研究 Ⅳ.①R283

中国国家版本馆CIP数据核字（2023）第105827号

中药炮制技术现代循证研究——麸制技术

编　　著：单国顺　赵启苗　戴小欢
责任编辑：郭　琼
封面设计：许晓晨　邱晓俐
责任校对：张　麓
责任印制：张　岱

出版发行：中国协和医科大学出版社
　　　　　（北京市东城区东单三条9号　邮编100730　电话010－65260431）
网　　址：www.pumcp.com
经　　销：新华书店总店北京发行所
印　　刷：北京联兴盛业印刷股份有限公司

开　　本：710mm×1000mm　　1/16
印　　张：12.75
字　　数：200千字
版　　次：2023年6月第1版
印　　次：2023年6月第1次印刷
定　　价：58.00元

ISBN 978-7-5679-2210-5

序

毋庸置疑，中药炮制是中医药特色学科，正是因为这种特色而使其成为世界独有学科。其他中药学科在国外都有类似的学科相对应，如中药药剂学对应药剂学，中药鉴定学对应生药学，中药化学对应天然药物化学等。唯独中药炮制学仅中国有，国外只有散在的相关研究，但亦可以借鉴。

中药炮制这一古老而年轻的学科，与相近学科比较，发展有些缓慢。除无国外经验可借鉴，自身条件亦有限。例如，传统的内容多于现代的内容，实验研究条件也不可与其他学科相提并论。但经过所有炮制人的努力，自己与自己学科相比较，发生了翻天覆地的变化。然而，与其他相关学科比较，我们仍有相当大的距离。由此，不断提升中药炮制学科的水平也成为青年教师的奋斗目标。

《中药炮制技术现代循证研究——麸制技术》一书，正是青年教师们不懈奋斗的结果。该书打破常规，并非从概念、方法、作用、辅料、理论、设备等方面逐层叙述，而是直接切入主题，从麸制的理论研究和辅料麦麸自身的研究入手，并列举了9个常用麸炒单味药的研究情况，内容翔实而丰富，说理充分而清晰，令人耳目一新。同时，作者在书中还结合自身的理解，提出了麸制技术的研究和发展趋势，这对于中药炮制技术的发展具有一定的指导意义。因此，该书亦可衍生出各个炮制技术的系列著作，用以丰富和发展中药炮制学科。

中药炮制的研究已经从传统的工艺优化，向标准制订和原理研究等方面深入。我曾经提出，炮制要从"测其变"到"让其变"，要从"知其用"到"解其用"。早年的炮制研究仅关注炮制前后主要化学成分含量的变化。然而，现在不同了，我们的炮制技术要上升到让饮片中化学成分转化的高度。中药炮制的实质本就是一个化学成分转化的过程，远比生物转化成本低得多，且方便可行。因此，这也将是未来中药炮制研究发展的方向。书中所列白术的麸制，可使苍术酮转化为白术内酯，既降低了燥性，又增强了健脾益气的作用，是非常好的实例。

目前，科技发展已经进入人工智能时代。因此，饮片的智能生产、智能调剂和智能煎制已成为大势所趋。相信不远的未来，饮片行业也必将进入现代化的行列。此刻，全国中药炮制的青年教师，已经找准方向，开足马力，对标"四新八化"，加速行动，相信中药炮制的新工艺、新辅料、新设备、新理论，必将层出不穷。

麦麸制药，特色鲜明，历史悠久，作用良好，但还有很多问题值得深入探讨。期待通过本书的出版发行，能够进一步推动麸制技术的研究与发展。

贾天柱

2023年5月　北京

前　　言

　　中医药作为我国独有的医学科学体系，几千年来在维护中华民族身体健康方面发挥了积极的作用，切实继承、发展与利用好中医药是现代中医药发展的重要任务。中药是中医临床疗效的物质基础，中药又必须经过炮制之后才能入药，这是中医用药的特点之一。中药炮制是按照中医药理论，根据中药材自身性质，以及调剂、制剂和临床应用的需要，所采取的一项独特的制药技术，是国家首批非物质文化遗产之一。深入探究中药炮制所蕴含的科学内涵对于推动中医药现代化的发展具有积极的意义，这也是提升中药饮片的质量以及中医临床疗效的必由之路。

　　炮制古称"炮炙""修治""修事""修制"等，是历代医药学家在长期医疗实践中逐步积累和发展起来的制药技术。2020年版《中华人民共和国药典》中指出，中药材并不能直接用于临床，必须经过炮制成饮片后才能作为临床的处方药。实际上，中药炮制的方法多样，按分类方法也有三类分类法、五类分类法和工艺与辅料相结合的分类法等。其中，工艺与辅料相结合的分类法应用最为广泛，该方法既能反映中药炮制专业技术内在的联系，又能体现对传统炮制方法的继承，还有利于用现代科学方法进行归纳和研究。目前，"循证"研究的理念已经深入医药卫生的各个领域，并在临床实践过程中发挥了重要的作用。实际上，循证医学（药学）经过30年的发展，现在已经成为临床医学的基础学科。其中，循证医学主要是将医师个人临床实践经验与科学的证据结合起来，兼顾资源多寡、患者需要和价值取向而进行临床实践和卫生决策，强调应用完善设计与执行的研究（证据）将决策最佳化。循证药学则是遵循证据用药的临床医学模式，通过医生对收集的文献进行评估整合，作为临床药物治疗的依据。由此可见，"循证"研究的核心是强调运用科学的方法收集已有符合标准的资料，尽量总结归纳出最高等级的证据，进行评价论证，最后结合决策者的经验，将证据运用于实践。

　　中药炮制作为中医临床疗效的重要保障，具有以下主要作用：纯净药材，保证质量；切制饮片，便于调剂制剂；干燥药材，利于贮藏；矫味、矫臭，便于服用；降低毒副作用，保证安全用药；改变或增强饮片疗效，扩大应用范围等。同时，中药炮制作为一项传统的制药技术，也是区别中药与天然药物的重要标志，既包含深刻的传统理论，又具有丰富的炮制方法。因此，要继承和发扬好这项传统的制药技术，有必要在中医药理论的指导下，采用现代文献学、化学和药理学等知识及手段，进行中药炮制研究文献的整理，探讨炮制过程中化学成分及药效作用的变化，揭示中药炮制的科学内涵，进而改进中药炮制的方法与设备，使中药炮制的工艺更规范，中药饮片的质量更稳定、临床疗效也更确切。

在此背景下，《中药炮制技术现代循证研究——麸制技术》一书创新性地采用了"循证"研究的理念，利用文献学的研究手段来对中药麸制技术的研究情况进行归纳和分析，探讨中药麸制技术的炮制机制，这对于推动麸制中药炮制研究的高质量发展具有积极的意义，相关成果以及这种研究理念也可为当前中药炮制学科的发展提供借鉴。

本书主要适用于从事中药饮片加工与炮制行业的科研工作者，也可作为中药学、中药制药学、中药药剂学、药学、药剂学等专业工作者及广大本科、研究生的参考用书。

本书的完成得到了国家自然科学基金项目（81803726）、辽宁省教育厅基本科研项目（LJKMZ20222205，LJKMZ20221308）、辽宁省自然科学基金项目（20170540596，20180540012）、辽宁中医药大学中医脏象理论及应用教育部重点实验室开放基金项目（zyzx2010）的资金资助，还有赖于辽宁中医药大学中药炮制学科各位老师的鼎立支持以及恩师贾天柱教授的悉心点拨与指导，在此一并感谢。

感谢本书编写者付出的辛勤劳动，感谢本书引用文献的作者，感谢中国协和医科大学出版社各位编辑的付出。

由于时间和本人水平有限，文中疏漏之处在所难免，恳切祈望同道和读者不吝赐教、多提宝贵意见。

单国顺

2023年5月　大连

目　　录

上篇　总　　论

下篇　现代研究实例

上篇
总　论

第一章

麦麸的研究

　　麦麸即小麦麸皮，它是小麦加工制作面粉的主要副产物。麦麸富含营养物质及活性成分，具有改善胃肠功能、抗菌、抗氧化等丰富的药理作用。传统上，麦麸主要被人们用作饲料，少量被用于酿酒、制醋和酿制酱油等食品领域。麦麸在医药领域也被广泛应用。麦麸本身具有"和中健脾"的功效，是中药炮制领域常用的固体辅料，能与补脾胃中药共制以发挥协同增效的作用。近年来，麦麸的营养价值和生理活性得到了广泛的研究和利用，已从麦麸中提取、分离出膳食纤维、植物蛋白、麸皮多糖、麦芽胚油、植酸钙、植酸、谷氨酸、丙醇、丁醇、低聚糖、戊聚糖、抗氧化物、β-淀粉酶、木糖醇及维生素E等食用或药用原料。尽管麦麸具有如此广泛的用途，但是目前有关麦麸的质量标准研究仍仅限于饲料领域。麦麸在食品、药用等领域仍缺乏科学、规范的质量标准体系，这也限制了麦麸的深度开发与应用，相关研究亟待开展。

一、麦麸的来源

　　麦麸为禾本科植物小麦 *Triticum aestivum* L. 的加工品。小麦原产地在西亚的新月沃地，我国具有悠久的栽培历史，春秋战国时期便有关于小麦种植的记载，汉代就基本形成了以冬小麦为主的轮作复种制度。小麦作为重要的粮食作物，具有耐寒、耐旱的特性，在我国被广泛种植。根据2022年度国家统计局对全国31个省（区、市）抽样调查和农业生产经营单位的全面统计显示，我国小麦播种面积2 296.2万公顷（34 443万亩），比2021年增加5.08万公顷（76.2万亩），增长0.2%；总产量13 576万吨，比2021

年增加128.6万吨，增长1.0%。目前，小麦的产量占我国粮食总产量的20%左右。农业农村部统计表明我国小麦主产区为河北、山西、河南、山东、安徽、湖北、江苏、四川、陕西等省。其中，河南为我国小麦产量第一大省，约占全国小麦产量的1/4。

　　小麦（图1-1）的籽粒从整体上来看，由外到内的构造依次为茸毛、果皮、种皮、珠心层、糊粉层、胚乳以及包在胚乳中的胚芽。植物学上的麦麸指小麦籽粒结构中的果皮、种皮、珠心层和糊粉层，这些部分占整个小麦籽粒的15%～18%。但是，受小麦生长环境、品种以及各地制粉工艺的影响，如在生产面粉过程中，由于加工条件的制约，并不能将麸皮与面粉完全分离开，麦麸还包括提取胚芽和胚乳后的残留物。提取小麦胚和胚乳后剩下的混合物统称为麦麸，大体包括三个部分，即皮层（果皮、种皮、珠心层）、糊粉层和胚乳（图1-2），占小麦籽粒的22%～27%。麦麸作为小麦制粉的主要副产物，我国每年约有2000万吨小麦麸皮资源，85%以上用于饲料、传统酿造业，资源增值转化率及经济价值较低。因此，深入开展麦麸的化学成分及药效作用研究，对于合理开发和利用麦麸这一重要的农业资源具有积极的意义。

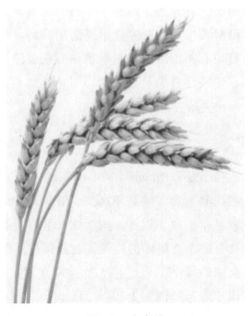

图1-1　小麦穗

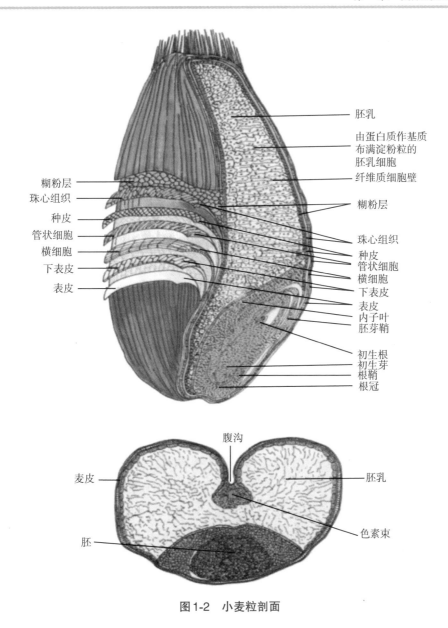

图1-2 小麦粒剖面

二、麦麸的化学成分及药效作用研究

麦麸为呈淡黄色或褐黄色的皮状颗粒，质较轻，味略甜，具有特殊香气，并含有丰富的营养物质和活性成分。受小麦的品种、生长环境、品质和加工条件等因素的影响，各地麦麸的化学成分含量略有差异。因此，明确麦麸中化学成分的组成及相关影响因素，对于保证麦麸的质量以及合理地开发利用这一资源具有重要的价值。

（一）营养物质

麦麸主要由小麦皮层和糊粉层组成。糊粉层虽然仅占小麦种粒的7%，却含有小麦大部分的蛋白质、脂肪以及膳食纤维等营养物质。因此，麦麸除含有8%～15%的水分外，绝大多数为营养物质，包括13.2%～18.4%的蛋白质、3.5%～3.9%的脂肪、13.8%～24.9%的淀粉、10.9%～26.0%的总阿拉伯木聚糖，以及30.5%～50.9%的膳食纤维。由于这些营养物质具有广泛的生理功能，也使麦麸在食品及医药领域具有重要的价值。

1. 膳食纤维　麦麸中膳食纤维的含量最高，占总量的30.5%～50.9%。膳食纤维作为不被人体消化的多糖类碳水化合物和木质素，具有持水性、与阳离子结合与交换、对有机分子螯合吸附等活性作用以及改变消化系统中菌群等物理、化学性质，并与一系列的生理学效应有关，从而在维持人体健康、预防疾病等方面有着独特的作用。因此，膳食纤维也被认为是影响人体健康所必需的"第七大营养素"。

膳食纤维根据溶解性的不同，可分为可溶性和不可溶性膳食纤维两种。麦麸膳食纤维的55%是阿拉伯木聚糖，其余的是纤维素、木质素、果聚糖和混合链接β-葡聚糖等，而且约95%的麦麸膳食纤维是不可溶性膳食纤维。麦麸膳食纤维具有吸水、吸油、保水及保香性等特点，可用作食品添加剂。麦麸膳食纤维还具有促进肠道蠕动、减少脂肪的吸收，预防便秘、高血压、高脂血症和心脑血管等疾病的作用，尤其是在预防和治疗便秘方面的作用最为突出。此外，麦麸中膳食纤维还可以被微生物利用，合成维生素K和B族维生素等多种维生素，能够作为功能性食品基料添加到食品中，也可以制成胶囊、口服液的形式直接食用。由此可见，麦麸是优质活性膳食纤维的重要来源之一。

目前，已报道的麸皮膳食纤维提取方法有物理法、化学法、酶法以及其他各种方法的联合提取技术。其中，麦麸中存在2%左右的可溶性膳食纤维，可以直接采用热水提取的方法进行分离。此外，麦麸中的可溶性膳食纤维还能采用膜分离的方法进行制备。有研究者采用超滤的方法从麦麸中提取出半纤维素。麦麸的可溶性膳食纤维含量较低，因此，通过上述物理方法提取麦麸的膳食纤维成品率较低。

化学法制备麸皮膳食纤维是应用碱或酸等相应的化学试剂除去麦麸中的蛋白质、淀粉、脂肪及其他一些非膳食纤维成分，可得到纯度较高的膳食纤维。有研究者采用碱处理麦麸除去蛋白质，再用酸水解麦麸中的淀粉等物质，得到了麦麸不可溶性膳食纤维。然而，化学法制备麸皮膳食纤维过程中使用酸或碱处理的温度一般较高，会对膳食纤维有水解作用从而造成膳食纤维的损失，因此，化学法制备麸皮膳食纤维的成品率也相对较低。

酶法提取制备麸皮膳食纤维的反应条件相对温和，得到的膳食纤维纯度也比较高。该法主要通过使用淀粉酶或糖化酶与蛋白酶水解麦麸中的淀粉和蛋白，从而得到麦麸膳食纤维。有研究者采用复合酶法从麦麸中制备膳食纤维，采用淀粉酶和糖化酶水解淀粉，蛋白酶水解蛋白，通过此法提取膳食纤维的获得率可达72%。但是，酶法提取成本较高，为节约成本，提高工作效率，多将酶法提取与化学法联合应用，即用化学试剂除去麦麸中的蛋白质，再用淀粉酶水解淀粉，制备麦麸膳食纤维。还有研究者先采用 α-淀粉酶水解淀粉，然后再用碱除去蛋白质，可得到54.12%产率的麦麸膳食纤维。由此可见，酶法与其他方法联合应用是制备麸皮膳食纤维的有效方式。

采用化学法或酶法制得的麦麸膳食纤维主要为不可溶性膳食纤维。食品领域若直接添加不可溶膳食纤维会对食品的质构和色泽等产生不利的影响。有研究者尝试进行麦麸膳食纤维的改性研究，即利用物理、化学以及生物发酵等方法来改善麦麸膳食纤维的理化性质，从而提高其在食品领域的应用价值。

物理法是麦麸膳食纤维改性的常用方法。挤压法、超微粉碎法、微射流均质法及高压均质法是常用的手段。其中，挤压法可实现混合、输送、加压和加热等操作的一体化，从而在极短时间内使大分子聚合物质转变为小分子物质。通过挤压法可以显著增加可溶性膳食纤维的含量，并相应改善膳食纤维的营养功能特性。有研究者通过对麦麸膳食纤维进行双螺杆挤压加工，使可溶性膳食纤维含量由3.22%上升到10.14%。还有学者对小麦膳食纤维进行挤压爆破处理，也能够使可溶性膳食纤维的含量显著增加。超微粉碎法是利用机械或流体动力粉碎物料颗粒，使颗粒的粒径大幅减小，从而显著增加孔隙率和比表面积，最终改变膳食纤维的功能特性。有研究者采用高能纳米球磨对麦麸膳食纤维进行微粉碎，可有效地粉碎纤维颗粒到亚微米级，使其水合性质降低，部分纤维从不可溶性变成可溶性。此外，微射流均质是利用超音速射流间相互对撞，进行极强烈的剪切，从而得到更高的均质压力，产生更好的粒径分布效果。有研究者采用微射流技术可以有效地降低麦麸膳食纤维颗粒尺寸和堆积密度，并显著地提高比表面积、持水容量、溶胀能力、油保持能力和阳离子交换容量。高压均质是先对物料进行高压处理，然后将压力瞬间释放，产生爆破作用，使物料破碎。有研究者采用高压均质处理麦麸膳食纤维，使其膨胀力、持水力、表观黏度等物理属性提高，并且也提高了其中的可溶性膳食纤维含量。最后，麦麸膳食纤维经冷冻粉碎后，可溶性膳食纤维含量、金属离子吸附力、膨胀力增加，持水性、持油性降低，胆固醇吸附能力有所下降，而阳离子交换能力得到提高。

上述通过物理手段进行改性的方法中，高压均质法和挤压法的前处理技术极为相似，即先对物料进行高压处理，然后将压力瞬间释放，产生爆破作用，使物料破碎。不同的是高压均质处理压力为液压（30～200MPa），远高于挤压法（2.0～2.2MPa）。超微粉碎虽然能大大减小纤维的粒度，但对持水性、膨胀度的改善不如高压均质。微射流均质虽然效率较高压均质高，破碎力度大。但是，微射流均质在处理悬浊液时易堵塞，而高压均质可产生两级均质并增强效能，适用于高黏度溶液和悬浊液。因此，高压均质法是目前麦麸膳食纤维改性的有力手段。

化学法改性一般采用酸、碱或有机试剂来对膳食纤维进行处理，从而使膳食纤维的聚合度下降或者对基团进行修饰。有研究者采用丙烯酸对麦麸纤维接枝化处理，可使其持水力达到9.65g/g，与原料相比，持水率提高了67.9%。有研究者采用羧甲基化法，使用氢氧化钠对麦麸膳食纤维进行改性处理，其产物的持水性接近12g/g，相比于改性处理前持水率提高了105.79%。有研究表明，酸处理也能改善麦麸膳食纤维的理化性质。膳食纤维的漂白处理也能改善其理化性质。但是，化学处理虽不同程度地改善了麦麸膳食纤维的理化性质，但其反应条件苛刻，并且会伴有大量有毒、有害化学物质和外源离子的残留，这也会给下一步食品加工处理带来不便。

　　酶解的方法也是麦麸膳食纤维改性的常用手段。由于麦麸膳食纤维主要由阿拉伯木聚糖、纤维素、木质素、葡聚糖组成，可利用水解酶（如纤维素酶、半纤维素酶以及木聚糖酶等）对麦麸膳食纤维进行水解，得到小分子的糖类物质，如使用内切木聚糖酶水解麦麸膳食纤维就能使纤维骨架裂解，产生不可溶性的阿拉伯木聚糖。此外，还可通过发酵法，利用微生物自身代谢将膳食纤维降解成可溶性的小分子物质，如双歧杆菌能通过发酵降解麦麸膳食纤维的木聚糖，产生对人体有益的短链脂肪酸；枯草芽孢杆菌能降解麦麸不可溶性膳食纤维，产生阿魏酸寡糖。麦麸膳食纤维经发酵后气味及色泽都有了改善，麦麸颗粒也变得松散，水合性质也得到了很大提升。酶法和生物发酵法较物理和化学的方法而言，反应所需条件相对苛刻，不易控制。因此，目前进行麦麸膳食纤维的改性仍主要使用物理方法。

　　2. 蛋白质　麦麸中含有丰富的植物蛋白质，不仅可以作为日常膳食中的蛋白质补充剂，还可以减少饱和脂肪酸的摄入，有益于人体健康。麦麸的大多数蛋白质位于糊粉细胞中，主要为白蛋白和球蛋白，这也与小麦胚乳中的麦谷蛋白和麦醇溶蛋白不同。同时，这种差异也反映在氨基酸组成方面，麸皮蛋白中含有较多的赖氨酸、精氨酸、丙氨酸、天冬酰胺和甘氨酸，少量的谷氨酰胺、脯氨酸、苯丙氨酸和含硫氨基酸，其生理和营养价值要优于小麦蛋白。此外，麦麸中的蛋白质还具有抗氧化性等生理活性。因此，麦麸可作为优质植物蛋白质的重要来源。

　　尽管小麦麸皮含有相当丰富的蛋白质，但是麸皮蛋白质却难以被完全利用，这也使其营养价值得不到完全体现。小麦麸皮蛋白质的消化率较低，主要与麸皮层的结构有关。麸皮层大部分为细胞壁，由复杂的碳水化合物和木质素组成，这些化合物不溶于水，可形成疏水层，能有效阻挡蛋白质的溶出。此外，阻碍麸皮蛋白质利用的另一个因素是植酸盐的含量高，尤其是在糊粉层中形成的植酸盐-蛋白质复合物，可降低麸皮蛋白的溶解性。因此，麸皮蛋白多经提取后使用。

　　目前，关于提取麸皮蛋白质的研究较多。已报道的提取方法主要有碱法、酶法和盐法等。其中，碱法制备麸皮蛋白质是指麦麸经过稀碱浸泡，将离心分离得到的上清液用酸调节 pH 到等电点，再经过酸洗、离心、水洗的过程。有研究者采用碱法，在固液比为 1:15，温度为 50℃，pH 为 12

的条件下提取2小时，麸皮蛋白质的提取率可达到68.6%。由于碱法操作简单，也被大多数工业化生产所采用。酶法制备麸皮蛋白质是在温和的条件下用蛋白酶对麸皮蛋白质进行酶解，将其水解成可溶性小分子蛋白质而分离或用纤维素酶水解纤维素，从而提高蛋白质溶出率。有研究者采用浓度为5.49%的碱性蛋白酶在52.9℃，pH为8.76、底物浓度8.06%的条件下提取2小时，麸皮蛋白质的提取率为70.56%。但是，酶法制备麸皮蛋白质的成本较高，且条件要求苛刻，一般较少采用。盐法主要是利用盐溶液浸泡麦麸，提取出其中的蛋白质。有研究者在盐浓度2%，料水比1∶15，温度40℃的条件下处理麦麸2小时，提取到的麸皮蛋白质提取率为27.68%。此外，麦麸中麸皮蛋白质的提取还可借助超声、微波辅助等技术。有研究者利用具有空穴结构效应、热效应等机制的超声波技术进行麸皮蛋白的提取，其提取率提高到了90.05%。还有研究者利用超声、微波辅助技术提取麸皮蛋白质，并和传统的水浴振荡提取系统进行比较，结果表明，微波处理后，麸皮蛋白质的回收率总体增加，并显著高于常规提取。由此可见，通过现代多元的提取技术来从麦麸中获取植物蛋白切实可行。

3. 维生素　麦麸含有丰富的B族维生素，主要包括维生素B_1和维生素B_2。作为可溶性维生素，B族维生素具有调节新陈代谢，维持皮肤和肌肉的健康，增进免疫系统和神经系统的功能，可添加在某些食物中作为营养强化剂，从而满足人体对营养的需求，达到膳食结构平衡的目的。麦麸所含的天然抗氧化剂维生素E的含量在1%以上，这种天然抗氧化剂与化学合成抗氧化剂相比，具有安全无毒、营养丰富及用量不受限制等特点，可广泛用于日用化工及食品、医药领域。

4. 微量元素　麦麸中含有丰富的微量元素。其中，5.7%的麦麸灰分中钾约占17.2%、磷约占20.5%、钙约占1.6%、镁约占5.6%、铁约占0.21%、锰约占0.28%、锌约占0.3%。麦麸中的微量元素可参与生命活动，具有重要的作用。其中，钾元素可以防止肌肉无力；磷元素可以参与细胞内糖、脂肪和蛋白质代谢，是形成某些含磷营养素必不可少的物质，从而参与人体某些重要的循环代谢途径；钙元素是构成人体骨骼和牙齿的主要成分，与人体正常发育、健康成长密不可分；镁元素可以扩张血管、降低血压、抑制神经兴奋；铁元素可以防止贫血；锰元素可以防止神经失调；锌元素在骨骼发育过程中起到重要作用。但是，麦麸中微量元素的含量与小麦的产地及种植条件有关，这也是不同来源的麦麸质量与疗效差异的重要因素之一。

（二）生物活性物质

麦麸中除蛋白质、膳食纤维等营养物质外，还含有活性多糖、木聚糖、酚类、植酸等生理活性物质，这些物质具有降糖、降压、调脂、抗氧化、抗菌、抗炎、调节免疫力等广泛的药理活性，有待进一步开发和利用。

1. 麦麸多糖　小麦麸皮中含有较多的碳水化合物，主要为细胞壁多糖。1927年，Hoffmann等人首次从小麦面包粉中分离得到一种非淀粉多糖，这种多糖主要由阿拉伯木聚糖和木糖两种五碳糖聚合而成，故被命名为戊聚糖，即麦麸多糖。麦麸中麦麸多糖的含量大于20.0%。麦麸可以作为制备戊聚糖的主要原料。麦麸经过热水浸提，离心除去淀粉，上清液加乙醇醇析，离心，浓缩干燥，可得到麦麸水溶性多糖粗提物。这种麦麸多糖的黏性较高，并具有较强的吸水、持水性能，可用作食品添加剂、保湿剂、增稠剂、乳化稳定剂等。另外，麦麸多糖还具有较好的成膜性能，可用来制作可食用膜等。此外，麦麸多糖还是一种功能性多糖，在预防便秘、高脂血症、肿瘤等方面具有一定作用。由此可见，麦麸多糖是一种具有广泛用途的活性物质，合理开发和利用麦麸多糖具有广阔的发展空间。

2. 木聚糖和低聚木糖　木聚糖是由木糖经β-1,4糖苷键连接而成的聚合物，是自然界广泛存在的植物纤维中半纤维素的主要成分。小麦麸皮中木聚糖分为水溶性和非水溶性，水溶性木聚糖含量较少，仅占麸皮木聚糖的6%左右。小麦麸皮木聚糖与细胞壁木质素或纤维素相互连接，因此，直接用水提取得到的木聚糖量较少，多使用碱溶液进行提取，以保证提取效率。

低聚木糖又称木寡糖，是由2～7个木糖分子聚合而成的功能性寡糖，分子量为300～2000。其中，分子量较小的木二糖、木三糖、木四糖是低聚木糖发挥功效的主要部分。从小麦麸皮中制备的低聚木糖多为乳白色或淡黄色粉末，略带有特殊气味，水溶性和分散性较好，与其他功能性低聚糖相比，也具有更耐酸和耐热的特性。目前，低聚木糖制备方法大体可以分为酸水解法、热水抽提法、酶水解法（含物理化学酶联合法）和微波降解法。其中，酶水解法的应用更广泛。有研究者利用木聚糖酶水解不同原料的非水溶性多糖获得低聚木糖，发现麦麸的低聚木糖产量最高。可见，麦麸是制备低聚木糖的优质原料。

低聚木糖在人体的代谢不依赖胰岛素，并且主要伴随成分是一种不消化性单糖——木糖，所以不会使血糖和血脂水平升高。低聚木糖还具有很难被体内消化酶所分解的特点，绝大部分低聚木糖要到达小肠后段和大肠，才能发挥其生理功能。这些低聚木糖能够促进双歧杆菌的增殖；还可以直接被肠道菌群发酵，产物能够降低肠道中的pH，促进钙的吸收，减少胺类的生成，进而减轻肝脏分解毒素的负担，起到保护肝脏的作用。低聚木糖还具备类似膳食纤维的部分生理功能，可增加粪便中的水分，防止便秘。此外，低聚木糖还具有降低血脂、降低胆固醇、抗氧化及抗感染等生理作用。因此，低聚木糖在食品、制药及饲料工业中的应用越来越广泛。由此可见，从麦麸中提取低聚木糖也是提高麦麸附加值的重要手段之一。

3. 酚类化合物　酚类化合物是指芳香烃化合物中苯环上的氢原子被羟基取代而成的一类化合物，属于芳烃的羟基衍生物，根据苯环上羟基的数目可以分为一元酚和多元酚。酚类化合物在天然植物中广泛存在，具有较强的抗氧化活性。小麦麸皮中酚类化合物是一类具有广泛生物活性的植物次生代谢物，主要存在于小麦麸皮皮层，具体包括酚酸、烷基酚类、黄酮和木酚素等。小麦中的酚类化合物对于改善人体生理功能具有积极的作用。因此，合理开发和利用麦麸中的酚类化合物具有重要的经济价值。

（1）酚酸：酚酸是一类结构上含有酚环的有机酸，为肉桂酸以及其衍生物，主要存在于麦麸皮层细胞壁中，具有广泛的生理活性，能够发挥抗氧化、清除自由基、抗紫外线辐射、抑菌效应及抗病毒作用，并对环境中的有毒物质如多环芳香烃和亚硝胺以及真菌毒素具有抗诱变作用。目前，已从小麦麸皮中发现了七种酚酸类化合物，分别为绿原酸、对香豆酸、阿魏酸、异阿魏酸，丁香酸、咖啡酸、芥子酸。其中，阿魏酸是麦麸中含量最高的酚酸类化合物，也是麸皮的主要抗氧化成分，全称是4-羟基-3-甲氧基肉桂酸或3-（4-羟基-3-甲氧苯基）-2-丙烯酸，分子量为194。阿魏酸作为植物中广泛分布的一种芳香酸，含量占麦麸质量的1%，作为木栓质的组分，对于细胞壁交联具有关键性作用。阿魏酸主要通过酯键与多糖和木质素交联，或自身酯化或醚化形成二阿魏酸，有顺式和反式两种。顺式阿魏酸为黄色油状物，反式阿魏酸为白色至微黄色结晶物。阿魏酸作为一种天然抗氧化剂，其苯环上的羟基是抗氧化活性基团，能够消除超氧阴离子，羟基自由基和过氧化氢结合磷脂酰乙醇胺，防止自由基攻击，还具有抗氧化、防癌、抗菌消炎等活性，能够抗血小板聚集、增强前列腺素活性、镇痛、缓解血管痉挛，被广泛用于治疗心脑血管疾病。因此，目前阿魏酸在食品、医药、化妆品等行业都有重要价值。

因小麦种类的不同，小麦麸皮中阿魏酸的含量也会略有差异。鉴于阿魏酸主要是通过酯键与细胞壁中的多糖和木质素交联，一般可以利用化学法或酶法来断裂酯键，使麸皮细胞壁中酯化的阿魏酸释放出来，从而被提取。有研究者考查了酸碱浓度、水解时间等降解因素对小麦麸皮中酚酸释放量的影响，结果发现，不同的水解条件对酚酸释放量的影响具有明显的差异。通过实验优化还获得了采用超声波辅助有机试剂（甲醇：水：丙酮＝7：6：7）进行酚酸提取的技术参数。还有研究者采用硫酸水解小麦麸皮时发现，该法可以释放出大量的酚酸。但是，采用酸水解麦麸所释放酚酸的主要成分为对羟基苯甲酸、肉桂酸、咖啡酸、阿魏酸和原儿茶酸等。研究者比较了采用酸和碱降解的方法对小麦麸皮中酚酸类化合物进行提取的差别，结果发现，两种方法都能够使小麦麸皮中的结合酚酸游离出来，但使用碱水解的提取效率更高。有研究者采用不同水解方法对小麦麸皮进行降解，并对提取物的抗氧化活性进行对比，结果发现，碱性水解会获得更多的酚酸，而且碱性水解所得到酚酸的抗氧化活性也要高于酸性水解。有研究者采用非加压碱性降解和加压碱性降解两种方法从小麦麸皮中提取阿魏酸，结果发现，加压碱性降解比非加压碱性降解更能有效地提取小麦麸皮中的阿魏酸等酚类物质。此外，酯酶也可以将小麦麸皮中的阿拉伯木聚糖和阿魏酸之间的酯键断裂，从而利于阿魏酸的释放。有学者采用混合酶法来提取阿魏酸，并采用正交试验进行工艺优化，确定酯酶的最佳pH为8.0，最适作用温度为25℃，木聚糖酶为内切β-1,4-木聚糖酶，最适作用pH为5.0，最适作用温度50～60℃。应用酶法提取阿魏酸反应温和，不会引起褐变，条件也相对容易控制。因此，酶法也是提取酚酸的常用方法。

（2）烷基酚类化合物：烷基酚类化合物是由酚类烷基化后的产物，主要存在于植物及某些类型的真菌、细菌和微生物中。小麦麸皮中的烷基酚类化合物大约占小麦麸皮总重量的0.31%。其中，5-烷基间苯二酚及其同系物是小麦麸皮中烷基酚的主要成分。烷基酚类具有多种生物活性，具体包括抑菌、抗肿瘤等作用。有研究者通过实验发现，从大麦种子表层中提取的烷基酚类对青霉、曲霉等致病性真菌具有抑制作用。还有研究发现，从小麦麸皮中分离到的多种烷基（烯基）间苯二酚物质具有抑制结肠癌细胞增殖的活性，并且随着侧链的增长，活性逐步降低，侧链上双键和三键的数目增多，抗癌活性会相应增强。因此，麦麸中烷基酚类化合物也具有潜在的开发价值。

（3）黄酮类化合物：黄酮类化合物是一种广泛存在于植物中的、以2-苯基色原酮为母体衍生的一类化合物。黄酮类物质具有降血脂、降血糖、抗菌、抗病毒、抗氧化、抗肿瘤等活性，能够降低心肌耗氧量，使脑血管和冠状动脉血流增加，还能抑制心律失常，用于治疗冠状动脉硬化和心脏病等疾病。

麦麸中的黄酮类化合物也具有抗肿瘤、抗氧化等广泛的生理活性。通过体内和体外抑肿瘤试验发现，小麦麸皮总黄酮对不同肿瘤细胞均具有一定的抑制作用。有研究者通过实验证实，小麦麸皮总黄酮类对1,1-二苯基-2-三硝基苯肼（1,1-diphenyl-2-picrylhydrazyl，DPPH）的清除效果强于维生素C。研究者从小麦麸皮中分离得到小麦新苷A与小麦新苷B两个新的黄酮化合物，具有较强的抗氧化活性。研究者还从小麦麸皮中分离得到木犀草素，具有抗突变的效果，可以防止小白鼠微核网状细胞受到γ-射线的损伤。有研究证实小麦麸皮中的芹菜素能够使人体细胞周期停止在G1期，还能抑制人体二倍体纤维细胞的增殖，具有很强的抑制甲状腺癌细胞增殖作用。此外，有研究者探讨了麦胚黄酮对大鼠脂质和血脂过氧化作用的影响，结果发现，麦胚黄酮具有提高机体抗氧化能力和调节血脂代谢的功效，可用于预防高血压、高脂血症等症状。

麦麸中含有丰富的黄酮类化合物。有研究者利用微波辅助技术提取小麦麸皮中的黄酮类化合物，结果产率为0.351%。有研究者采用纤维素酶法提取替代常规的提取方法，可以提高总黄酮的提取率，结果优化得到小麦麸皮中总黄酮提取的最佳参数为加酶量0.30%，提取时间45分钟，温度40℃，液料比30∶1，pH 5.5，提取率为0.465%。还有学者采用乙醇为溶剂，利用声波辅助技术提取小麦麸皮中的总黄酮，提取率可达2.29%。因此，如何开发和利用麦麸中的黄酮类化合物具有重要理论和实践价值。

4. 植酸　植酸又称肌酸、肌醇六磷酸，是淡黄色或黄褐色黏稠状液体，常以钙、镁复盐形式存在于植物的种子、根和茎中，也是植物种子内60%～80%有机磷储存的重要仓库。植酸具有惊人的螯合能力，通常与多种金属离子形成植酸盐类，如植酸钙等。植酸可促进人体内的脂肪代谢、降低血脂、抑制胆固醇的生成，由植酸盐加工而成的肌醇，还是一种预防和治疗动脉硬化、脂肪肝与肝硬化的优良药物。植酸的钠盐和钙盐还可治疗胃炎、十二指肠溃疡、腹泻等症。实际上，植酸在豆科植物的种子、谷物的麸皮和胚芽中含量最高。小麦麸皮中植酸的含量在5%左右，是生产植酸的优质原料，利用酸浸碱提中和法可以从麦麸中分离粗植酸，再进一步采用离子交换技术可以进行植酸的纯化。因此，利用麦麸来制备植酸也成为提高麦麸附加值的重要手段之一。

5. 其他　麦麸中还含有γ-氨基丁酸（γ-aminobutyric acid，GABA）、脑苷脂、草酸等成分。其中，GABA是一种非蛋白质天然氨基酸，其含量约占麦麸质量的0.3%，具有延缓神经细胞衰老、降低血压、抗惊厥、预防和治疗癫痫、改善脑功能、活化肝肾功能、促进精子受精、改善脂质代谢、修复皮肤等多种功能。脑苷脂亦称为酰基鞘氨醇己糖苷，是由酰基鞘氨醇上以糖苷键结合一分子己糖而成的化合物。作为一种神经鞘糖脂，脑苷脂具有清除自由基、降低过氧化物、调节脂质代谢等作用。目前，研究者已经从小麦麸皮中分离得到了19个脑苷脂，部分脑苷脂具有抑制人体结肠癌细胞（HCT-116和HT-29）生长的作用。草酸作为一种重要的化工原料，被广泛应用于药物生产、稀土元素的提取以及织物的漂白、高分子合成等工业领域。有研究者采用"水解－氧化－冰解"技术，可从小麦麦麸中制取草酸。综上所述，麦麸富含具有生理活性的化学物质，具有巨大的开发和利用空间，值得进行深入的研究。

三、麦麸的功效及应用研究

中医认为，麦麸味甘、性寒，无毒，主入肺、脾、肾经，具有滋阴润肺、益气止汗、除烦止渴的功效，临床主要用于虚汗、盗汗、泄痢、糖尿病、口腔炎、热疮、折伤、风湿痹痛、脚气等症。麦麸还是中药炮制常用的辅料，通过麦麸与饮片共炒，能够发挥增强疗效、缓和药性、矫臭矫味和增味赋色的作用。此外，麦麸富含膳食纤维、蛋白质、脂肪及维生素等营养物质，在饲料及副食加工等领域也得到了广泛的应用。

（一）麦麸功效的历史沿革

我国古代劳动人民很早就意识到麦麸的药用价值，并将其广泛应用于临床。我国最早的医学典籍《黄帝内经·阴阳应象大论》有"谷气通于脾"，这也是中医认为麦麸具有"健脾和中"等功效的重要理论依据。唐开元年间陈藏器所著的《本草拾遗》认为麦麸具有止泄、止痛、散血等功效，原文记载"和面作饼，止泄利，调中，去热健人，蒸热袋盛熨人。马冷失腰脚和醋蒸，包扎所伤折处，止痛散血"，表明麦麸能和中健胃，还可治疗跌打损伤。《本草拾遗》引《日华子》有"麦麸，凉，治时疾，热疮，汤火疮烂，扑损伤折瘀血，醋炒贴罯（包扎）"，表明麦麸还具有治疗痤疮、溃疡的作用。"药王"孙思邈将谷皮糠粥用于治疗脚气病的案例写进《备急千金要方》和《千金翼方》，这也为后世应用麦麸治疗脚气病提供了理论依据。根据麦麸"性凉而软"的特性，人们依照"并用夹褥盛麸缝合藉卧"这一方法，来应用麦麸治愈"凡人身体疼痛及疮疡肿烂沾渍，或小儿暑月出痘疮，溃烂不能着席睡卧者"，功效极佳。明代李时珍称之为"诚妙法也"。李时珍在《本草纲目》中还记载"醋蒸，熨手足风湿痹痛，寒湿脚气，互易至汗出，并良，末服，止虚"，认为麦麸具有治疗风湿痹痛、寒湿脚气的作用。此外，李时珍还详细阐明了麦麸在预防或治疗虚汗、疮口、痢疾等方面的功效。止汗方面，麦麸"与浮麦同性，而止汗之功次于浮麦，盖浮麦无肉也"。治疗虚汗、盗汗，"用浮小麦文武火炒，为末。每服二钱半。米饮下，日三服。或煎汤代茶饮"。其中，由于季节不同，治愈痢疾的药方也有所差别，"春夏用大麦麸，秋冬用小麦麸，筛粉和酥傅之"。"面麸炒香，以肥猪肉蘸食之，还可治疗小便尿血"。

麦麸本身还在治疗某些疾病的方剂中扮演着重要的角色。《本草纲目》记载治疗"脾虚盗汗"所需"白术四两，切片。以一两同牡蛎炒，一两同石斛炒，一两同麦麸拣术为末，每服三钱"；治疗白疹瘙痒之症，需"小枸橘细切，麦麸炒黄为末。每服二钱，酒浸，少时饮酒。初以枸橘煎汤洗患处"，即麦麸以炮制辅料的形式发挥作用。《校注妇人良方》《圣济总录》《集玄方》《生生编》分别记载了麦麸作为药物入方剂，可治疗妇人产后虚汗、灭诸瘢痕、小儿眉疮以及走气作痛等。由此可见，麦麸作为常用的中药材，自古便具有广泛的药用价值。

（二）麦麸在炮制中的应用研究

麦麸作为中药炮制辅料的应用历史悠久且效果显著。汉代《华氏中藏经》中就有"枳实，麸炒""枳实，麸炒去穰"的记载，始开麸制法之先河。明代之前有关中药麸制仍多散载于部分单味药项下，且主要以对麸制方法的论述为主。至明代才有关于麸制作用的总结性论述。陈嘉谟在《本草蒙筌》中就提出"麸制抑酷性，勿伤上膈"的理论，至今仍被医家所认同；明代的李中梓在《本草通玄》中也有"麦麸资其谷气"的记载。至清代张仲岩在《修事指南》中提到"麸皮制去燥性而和胃"，这些内容也表明麦麸与药物共制能缓和药物的燥性，增强其健脾和胃的功效。在《普济方》《医宗粹言》《本草求真》《修事指南》等论著中也提到有关麸制药物的部分作用，如"甘遂，麸炒，微烟生，复于地上候冷，出尽火毒""枳壳，消食去积滞用麸炒，不尔气刚，恐伤元气""白术，入清胀药麸皮拌炒用，借麸入中""贝母，孕妇咳嗽，去心麸炒黄为末"，均认为麦麸与中药共制能缓和药物的燥性，增强其健脾和中的作用。此外，《中药炮制学辞典》还有记载：麦麸作为煨制的辅料，可发挥去除油质，增强止泻的作用，如麦麸煨葛根、诃子、肉豆蔻等。

现代研究发现，麦麸在中药炮制过程中可通过传质、传热的作用来影响饮片的质量及临床疗效，一方面，麦麸可通过对挥发性成分的吸附作用而降低饮片的燥性；另一方面，麦麸作为炒制过程的指示剂及热传导的介质，"即刻烟起"提示入锅的温度，"麦麸焦黑色"提示出锅的时机，并且还能保证炒制过程中热能传递的均一性，避免局部温度过高，影响饮片的外观和内在质量。有研究证实，麦麸的粒径对麸炒山药外观性状的影响，麦麸粒径越小，其在铁锅中冒浓烟的时间越短，越容易出现糊化、粘片和焦化，造成麸炒山药炮制品出现颜色均匀度差、焦片糊片所占比例增加的情况。还有研究证实了麦麸的粒径和含水量对于麸炒白术的外观及有效成分的含量具有显著影响，麦麸粒径越小、含水量越高，炮制品外观性状越差，且内在质量也降低。综上所述，麦麸对于麸制中药的质量和疗效具有重要的影响作用。

（三）麦麸的应用研究

自古以来，麦麸多作为饲料应用，少量被用作酿酒、制醋和酿制酱油以及其他麦麸食品。近年来，麦麸中的各种营养成分及活性物质得到了深度开发，已经从麦麸中提取出多种成分，如植物蛋白、膳食纤维、麸皮多糖、谷氨酸及麦芽胚油，还制备了低聚糖、抗氧化物、β-淀粉酶、植酸钙，生产出了丙醇、丁醇、木糖醇、维生素E等，这也使麦麸的经济附加值越来越高。

1. 麦麸作为饲料的研究　麦麸自古便主要被人们用作动物饲料。东汉崔寔在所著的《四民月令》中记载，当时的人们，于五月籴入小麦麸屑之物，并将其晒干，储存在一种称为罂的容器之中，再用稀泥密封，如此可以防止小麦麸屑的生虫。到了冬天，便可作为牲畜的饲料。除作为马、牛、猪等饲料外，麦麸亦可作为鱼食。明代徐光启在《农政全书》中记载以麦麸饲养幼鱼的方法，"乃饲之以鸡鸭之卵黄，或大麦之麸屑，或炒大豆之末"。现代研究表明，小麦麸的蛋白质、纤维含量较高，但是吸水性较强，易霉变，易腐败，易被呕吐毒素污染，可通过微生物发酵来降低麦麸抗营养因子含量，并将无法利用或利用率低的成分分解为易消化的小分子物质，从而提高蛋白质含量及消化率。目前，麦麸发酵使用的微生物主要为霉菌、酵母菌、乳酸菌、芽孢杆菌，少部分使用食用真菌。研究发现，发酵麦麸中富含有益代谢产物，能够为动物提供抗氧化剂、益生菌来源，可在合理利用糠麸的同时减少抗生素使用。因此，发酵麦麸为饲料产业的发展提供了新的思路。

2. 麦麸进行副食加工的研究　由于麦麸中富含淀粉、多糖等碳水化合物，自古便是制作醋、豉、酱等调味品的主要原料。北魏时期的《齐民要术》就有使用麦麸酿醋的记载，被称为"神酢法"，"要用七月七日合和。瓮须好，蒸干黄蒸一斛，熟蒸麸三斛"。其中，麦麸的数量是干黄蒸的3倍，可见麦麸是制作该醋的主要原料。汉代以来，豆豉便成为人们饮食生活中极其重要的调味品，社会需求量逐渐加大。豆豉多以大豆为原料。唐代韩鄂在《四时纂要》中介绍了不用大豆而用麦麸为原料的豆豉制作方法，称其为"麸豉"，其味道丝毫不逊色于一般的豆豉，以至于有"一冬取吃，温暖胜豆豉"的说法。明代《本草纲目》记载了一种使用麦麸制作酱的方法，被称为"麸酱法"，"用小麦麸，蒸熟罨黄，晒干磨碎。每十斤入盐三斤，熟汤二十斤，晒成收之"。可见，麦麸在古代副食品加工中的重要地位。

目前，麦麸作为原料仍广泛应用于酿酒、酱油、食醋等副食品加工领域。由于小麦麸皮中还富含蛋白质、膳食纤维和维生素，其营养价值很高，因此，还被广泛用于制作饼干、面包、饮料、软糖的原料，甚至还可加工成食用麦麸等。由于麦麸味道和口感较差，为了提高麸皮的食用品质，可以通过汽蒸、加酸、加糖、干燥等方法来去除麸皮本身的气味，从而产生香气，提升口感。目前，日本市售的食用麸皮多是经过加热处理并且精制后的产品，不仅能够处理掉小麦麸皮中原有的微生物和植酸酶，还可以提高二次加工的适应性，使所制备的食品不仅增加风味，而且更加健康。有研究者使用酵母发酵来提高小麦麸皮的质量，由此产生的小麦麸皮从不可接受的苦涩味变为宜人的米酒香味。同时，小麦麸皮的理化性质也发生了变化，麦麸的pH下降，葡萄糖透析延迟指数提高，阳离子交换能力下降，蛋白质含量得到了提高。由此可见，通过有效的技术手段可以使麦麸在副食品加工领域具有更广阔的应用前景。

3. 麦麸深加工研究　麦麸的应用价值不仅限于在饲料及副食品的加工领域。近年来，围绕着麦麸所富含的营养物质及活性成分，不断有研究者从中提取或制备大量高附加值的产品。例如，利用麦麸制备膳食纤维，可作为价廉、无热量的食品填充剂代替部分面粉、脂肪或糖；还可作为水和油的保持增强剂，并改善食品的氧化稳定性。麦麸蛋白具有较高的生物和营养价值，还兼有较好的乳化性，可以添加到烘焙制品及汤料中，也可以酶解之后制备功能性的多肽，如抗氧化多肽、抗疲劳肽等。麦麸蛋白中含有抗冻蛋白，可以作为食品抗冻剂添加到食品中，保持低温储藏食品的品质。麦麸蛋白中谷氨酸含量高达46%，可以利用麸皮蛋白制备谷氨酸，用于调味。此外，还可以使用麦麸代替玉米作原料生产丁醇、丙酮，且利用麸皮作为有机氮源较玉米更具优势，这是因为麸皮中含有15%～18%的蛋白质，而玉米含蛋白质仅8.5%；麸皮中含有维生素B_1（硫胺素）、维生素B_2（核黄素）、烟酸（尼克酸）等微生物生长所必需的生长素；还含有α-淀粉酶、β-淀粉酶、氧化酶、过氧化酶和过氧化氢酶，这些也都是微生物所必需的，使用麸皮代替玉米，炭氮比适宜，发酵不但能顺利进行，而且效果上完全可以达到添加玉米的发酵水平。由此可见，对麦麸进行深加工，既可节约粮食，也能实现粮食副产品的有效增值，具有极强的可行性和操作性。

四、麦麸的质量控制研究

麦麸具有很高的营养价值和广泛的用途，除可作为饲料使用，在医用和食疗方面也发挥了重要作用。目前，麦麸仍是中医药领域预防和治疗一些疾病的重要物质。像膳食纤维、植物蛋白等风靡一时的保健食品，很多也都取材于麦麸。然而，长期以来，麦麸的质量控制却缺乏相应的监管措施和管理体系，仅在1988年农业部批准的《饲料用小麦麸》（GB 10368—89）的国家标准中对麦麸的质量制定了一些外观形状等理化指标的限度要求，如麦麸为细碎屑状，色泽新鲜一致，无发酵、霉变、结块及异味异臭；还包括水分及杂质等指标，并根据粗蛋白质、粗纤维、粗灰分含量分为三级。但是，性状、水分、杂质、粗蛋白、粗纤维、粗灰分等检查指标仅满足饲料标准，难以符合食用及药用等需求。尤其是我国的麦麸来源比较分散，在集散的过程中不乏唯利是图的商家掺杂使假，常在麦麸中掺入砂土、锯末、贝壳粉、滑石粉等，从而增加重量，降低成本；还有掺入稻壳粉、花生壳粉等价格较麸皮低的种皮类冒充麸皮，从而赚取差价；更有将已发霉变质的麦麸充当优质麦麸出售，这些情况都会对麦麸的使用安全产生严重的影响。

麦麸作为一种重要的中药炮制辅料，目前没有统一的药用质量标准。由于缺少符合炮制用辅料的质量标准体系进行约束，全国中药饮片厂使用的炮制辅料既不受食品、农副产品等行业管理，也不受中药行业约束，实际应用情况较为混乱。有学者通过实地走访，对全国各地中药饮片生产企业进行调研，结果发现，中药炮制辅料用麦麸不仅没有国家标准，各省市的地方标准中也大多缺乏相关记载，仅在陕西、湖北、山东、福建等几省的中药材标准或中药饮片炮制规范中收录了麦麸的地方标准，其内容也相对不够完整。例如，陕西省中药炮制规范收载的麦麸标准，仅规定了来源、制法、性状、水分、总灰分、霉菌总数、粗蛋白含量等。目前，大部分中药生产厂家对于辅料用麦麸仍没有统一、规范的标准。麦麸采购无专门的购买渠道，也无固定的购买地点，基本从农贸市场等地直接采购。购买时也主要依据采购者的主观经验，靠外观辨认，眼看无杂质、无霉变、无腐败、无结块，鼻闻有麦香气、无特殊气味，手摸松泡、柔软等情况进行判断。根据所要加工的药材选择麦麸的粒径大小，一般选择片径大小适中，外形整齐均匀者。麦麸作为炮制辅料应用要与饮片直接接触，其质量好坏直接影响中药炮制品的品质，使用质量差的麦麸有时非但起不到"减毒增效"的作用，还会使中药炮制品的外观性状受到破坏，甚至造成重金属含量、微生物限量和农药残留量超标，产生负面的影响。因此，当前亟须根据食品、药品等领域的需求，建立符合各行业要求的麦麸质量控制标准体系，从而让麦麸的使用及监管有据可依，有章可循。

鉴于医药卫生与人民生命安全息息相关，近年来一直有研究者在进行麦麸药用标准体系的研究，并取得了一定的成绩。有研究者对不同产地的麦麸质量进行研究，分析了不同产地麦麸的性状特征和总黄酮含量，还对不同产地麦麸中的丙氨酸及亮氨酸进行了定性分析，这也为麦麸药用质量标准的研究提供了数据支撑。有研究者在收集了10个不同产地麦麸的基础上，开展了麦麸的质量标准研究，对麦麸外观性状进行了描述，并对麦麸所含水分、总灰分、酸不溶性灰分、砷盐、重金属盐及总黄酮的含量进行了测定，比较系统地建立了麦麸作为炮制辅料使用时应具备的基本质量标准。另有研究者在上述研究基础上，增加了薄层色谱法（thin-layer chromatography，TLC）检测麦麸中丙氨酸及亮氨酸的定性方法，这对制定麦麸的药用质量标准具有积极意义。此外，研究者应考虑小麦在生长过程中，土壤、水、大气和化肥农药的施用还会导致农药残留、重金属及有害元素的污染等情况。研究表明，在小麦成熟期，残留的乐果和毒死蜱主要分布在颖壳和籽粒中；小麦收获期，残留的多菌灵主要分布在叶片、颖壳和穗轴中，这些残留的农药以及大气、土壤和水中超量的重金属及有害元素，最终均会引起麦麸的质量安全问题。同时，麦麸在储存过程中，还容易出现发霉、虫蛀等现象，使其杂质和霉菌总数等超标。若使用这样的问题麦麸与中药饮片共制将会影响炮制品的质量，甚至会危害人体健康。有研究者收集了全国10个产地的麦麸，并检测了其中毒死蜱、乐果和多菌灵等农药的残留量，还测定了5种重金属及有害元素的残留量以及霉菌总数的情况，从而为麦麸质量标准的制定提供了理论依据。

更有学者在进行大量文献调研的基础上，从性状、鉴别、检查、含量测定以及特征图谱这5个方面来对麦麸的药用质量标准进行了深入、系统的研究。研究者采用眼看、手摸、鼻闻、口尝等感官方法对30批未经处理的麦麸进行观察判断；利用高倍显微镜对麦麸的显微结构进行鉴别；按照《中华人民共和国药典》的相关规定测定了各批次麦麸的水分、灰分以及浸出物含量，并规定了其限度；还以丙氨酸、亮氨酸和缬氨酸3种化学成分为对照品，摸索麦麸定性鉴别的薄层色谱条件；采用紫外可见光谱法（ultraviolet-visible spectrometry，UV）对30批麦麸中总黄酮（以芦丁计）的含量进行测定，并对测得的结果进行统计学计算，规定其含量限度；采用高效液相色谱法（high pressure chromatography，HPLC）以阿魏酸为对照品对30批麦麸的含量进行测定，对测得的结果进行统计学计算，规定其含量限度。按照《中华人民共和国药典》的相关方法对30批麦麸的黄曲霉毒素B_1、黄曲霉毒素B_2、黄曲霉毒素G_1、黄曲霉毒素G_2含量及有机氯农药残留量进行测定，并规定其含量限度；有研究者对10批不同产地的麦麸进行了红外光谱指纹测定，并进行相似度计算及化学模式识别。基于上述研究，研究者建立了更加完备的麦麸药用质量标准体系。具体项目包括性状（显微、薄层）、水分不得超过13.0%、灰分不得超过6.0%、浸出物不少于14.0%、总黄酮不得少于0.45%、阿魏酸不得少于5.0μg/g；不得检出黄曲霉毒素B_1，黄曲霉毒素B_2，黄曲霉毒素G_1，黄曲霉毒素G_2及六氯环己烷、双氢睾酮、五氯硝基苯，红外特征图谱在3350、2929、1629、1542、1157、1020、575cm^{-1}处，具备明显的特征峰等。该质量标准与各地方标准中收载的麦麸质量标准相比，在性状方面有所提高和补充，并对薄层鉴别项进行了薄层展开条件优化，还增加了能代表麦麸的物质基础作为质控指标，选择了总黄酮和阿魏酸钠进行了含量测定。检查项中，设定了水分、总灰分、浸出物为质量控制限度，并对黄曲霉毒素及农药残留进行了检查，还创新性地引入红外光谱分析，将麦麸的红外特征峰用于其质量控制，使麦麸的质量控制具有一定的专属性。有研究者还对全国各地市售或中药饮片厂所用的10批麦麸进行质量分析，除常规的性状、显微、薄层色谱、水分、总灰分等项目外，还对麦麸中的酸不溶性灰分、重金属与有害元素（铜、铅、镉、砷、汞）、农药残留（有机氯、有机磷）、微生物限度和黄曲霉毒素以及多糖、氨基酸、总膳食纤维的含量进行了测定，对测得的结果进行统计学计算，确定其含量限度，并以此为基础修订麦麸质量标准草案。具体项目包括性状（显微、薄层）、水分不得超过10.0%、总灰分不得超过7.0%、微生物限度（发酵用麦麸）需氧菌总数不得超过10^4cfu/g；霉菌和酵母菌总数不得超过10^2cfu/g；总氨基酸不得少于10.0%（发酵用）及总膳食纤维不得少于35.0%。该研究考虑到了麦麸作为食品及药用辅料在应用过程中的安全问题，可为食用及药用麦麸质量标准的建立提供借鉴。

综上所述，为了保证食用及药用麦麸的质量，确保麦麸在应用过程中的安全性，须建立麦麸药用质量标准。目前，建立麦麸药用质量标准可选用的指标有外观性状、粒径大小、灰屑含量、水分、总黄酮、阿魏酸、多糖、氨基酸、总膳食纤维、醇浸出物、水浸出物、重金属含量、微生物限量、有机磷、有机氯农药残留量、黄曲霉毒素等。但是，上述质量评价方法在专属性方面仍有欠缺，没有针对麦麸的特性建立符合食品、药品等领域需求的专属性质量标准体系。同时，有些质量评价指标相对模糊，质量标准体系尚不全面，这些都需要我们在进一步的研究中进行完善。

小结与展望

小麦原产自西亚及西南亚，大约在4000年前，甚至更早的时候传入中国。直到战国秦汉时期，石转磨的发明和推广才催生小麦从"粒食"向"粉食"的转变，使其适口性得到很大提升，这一转变也为小麦东扩南移的推广提供了必要的条件。随着经济重心的南移以及农业科技的进步，宋元时期稻麦轮作制逐步推广，使小麦的种植范围得到进一步南扩。明代科学家宋应星在《天工开物》中写道："四海之内，燕、秦、晋、豫、齐、鲁诸道燕民粒食，小麦居半，而黍、稷、稻、粱仅居半。"清代北方两年三熟制的推广，使小麦地位稳步提升，遂形成今日的"北麦南稻"作物分布格局。值得关注的是小麦从"粒食"进化到"粉食"，需要对小麦进行磨制加工，方能得到食用面粉，这一加工过程便产生了大量的小麦副产品——麦麸。

目前，小麦在我国的秦岭淮河以北，黄河中下游平原、关中平原、汾河谷地和山东半岛均有大量种植，种植面积为全国耕地总面积的22%～30%和粮食作物总面积的20%～27%，其产量仅次于稻谷，是重要的粮食作物。麦麸作为小麦的副产品，我国每年约产出2000万吨，多数麦麸用作动物饲料，很少进行深加工和再利用，资源增值转化率低。实际上，麦麸富含淀粉、膳食纤维、蛋白质、维生素和矿物质等营养成分以及多糖、低聚糖、酚类、植酸等生物活性物质，并具有降糖、降压、调脂、抗氧化、抗菌、抗炎、抗病毒、预防结肠癌、防止基因突变、调节免疫力、吸附重金属等广泛的药理活性，具有很大的开发利用价值。我国是个农业大国，麦麸来源充足，且价格低廉，若能合理开发和利用麦麸作为原料进行膳食纤维、植物蛋白、维生素等营养物质以及麦麸多糖、木聚糖、阿魏酸、植酸等生物活性成分的提取（制备），这对于提高麦麸的经济附加值具有重要的意义。

我国古代人民在很早就认识到了麦麸的价值，并在实际生活中充分利用着麦麸的作用。麦麸作为家禽、家畜饲养的优良饲料，尤其是在冬春青草匮乏之际，更是不可或缺。麦麸还可用于酿醋、制豉、做酱，作为粮食酿造的替代品，从而节约了部分粮食。麦麸在我国古代生产、生活中发挥的丰富作用也印证了我国古代人民的循环利用思想和独特的生存智慧。近年来，麦麸中富含的营养成分及活性物质也已经得到广泛关注，相关行业的研究人员及从业者不断尝试通过物理、化学、生物发酵等技术对麦麸进行深加工，使其在食品、药品等领域的价值被深度挖掘，这样既可以节约粮食，还能平衡饮食结构，有助于国民身体素质的提高；同时，也给农业、食品行业带来可观的经济收益。

麦麸在我国中医学中扮演着重要的角色。中医药领域应用麦麸的历史悠久，麦麸既可作为药物入方剂发挥疗效，也可作为炮制辅料发挥作用。实际上，麦麸主要作为辅料在中药炮制领域被广泛地使用。中药炮制辅料不同于制剂学中辅料的概念和要求，中药炮制辅料具有特殊的性味功能、化学组成和理化特点，在加热、浸泡等炮制过程中和饮片密切接触，不可避免地会和药物发生反应。因此，中药炮制辅料质量的优劣直接影响中药饮片的质量和临床疗效。然而，目前国内关于中药炮制辅料的研究较少，尚未引起足够的重视，对辅料炮制的研究大多是改进辅料炮制工艺和/或辅料炮制对药效的影响。对于辅料本身的研究，尤其是辅料炮制理论的实验研究不够深入，辅料在炮制过程中的作用机制及相关科学内涵大多不清晰，这也限制了中药炮制辅料质量标准的发展，使大部分中药炮制辅料无药用标准，多参照农业、工业等行业的质量控制方法，标准的专属性及适用性较差。

麦麸还可作为常用的固体炮制辅料。目前，麦麸在饮片炮制领域没有科学可控的检测手段，现有的质量控制方法仅是简单套用饲料标准，不符合中药炮制领域的需要，无法保证其炮制作用和饮片质量。因此，制定符合炮制辅料要求的麦麸药用质量标准刻不容缓。同时，麦麸质量标准的制定工作还必须与其炮制机制研究相结合，只有通过系统的炮制机制研究，明确炮制过程中麦麸所起的作用，才能更有针对性地制定出符合中药炮制要求的辅料质量控制体系，使所制定的麦麸标准更适合于中药饮片的生产。

综上所述，麦麸作为小麦加工产生的副产物，无论是在灾年充当粮食，还是在丰年作为饲料、酿醋制酱，或是作为治病救人的药物和炮制辅料，在漫长的历史长河中一直为人类社会的发展作出了贡献。科技的进步、技术的发展，使麦麸所蕴含的潜在价值被不断挖掘，合理开发和利用麦麸进行深加工也成为提高其经济附加值的重要手段。同时，为了保证麦麸应用的科学性及安全性，未来仍需根据麦麸的特性以及不同用途，建立起符合麦麸使用领域需求的专属性质量标准体系。

附：麦麸药用质量标准（参考2020年版《中华人民共和国药典》）

【中文名称】麦麸

【汉语拼音】Maifu

【英文名称】Wheat Bran

【拉丁名称】Pericarpium Tritici Aestivi

【来源】本品为禾本科植物小麦（*Triticum aestivum* L.）的种皮，系小麦经粉碎，过筛，筛去面粉后所得到的种皮。

【性状】本品呈直径2～5mm片状，大小均匀，浅黄白色或深黄色，有麦麸香味，无或少有面粉颗粒，握之松软，可见少量麦秆类杂质，无霉变。

【鉴别】

显微鉴别：本品粉末黄白色。淀粉粒单粒圆形，卵形，圆多角形，直径5～30μm，脐点点状，裂缝状，有的可见层纹；复粒少，由2～4个多分粒组成。果皮表皮细胞及果皮中层细胞类长方形或长多角形，直径10～25μm，长40～110μm，呈念珠状增厚。横细胞类长方形，直径

10～25μm，长10～100μm，壁呈念珠状增厚，与果皮表皮细胞及果皮中层细胞垂直交错排列，长50～500μm，直径5～15μm。珠心残余细胞类多角形，壁较厚。非腺毛单细胞，长43～950μm，直径11～29μm，壁厚5～11μm。

理化鉴别：取本品粉末1g，加甲醇10ml，85℃水浴回流30分钟。过滤，滤液蒸干，残渣加甲醇0.5ml溶解，作为供试品溶液。另取丙氨酸、亮氨酸、缬氨酸对照品，分别制成2mg/ml的70%甲醇溶液作为对照品溶液。照薄层色谱法（2020年版《中华人民共和国药典》四部通则0502）试验，吸取上述两种对照品溶液各1μl、供试品溶液2μl，分别点于同一硅胶G薄层板上，以正丁醇-冰醋酸-水（19:5:5）为展开剂，展开，展距10cm，取出，晾干，喷以茚三酮试液，在105℃加热至斑点显色清晰。供试品色谱中，在与对照品相应的位置上，显相同紫红色斑点。

【检查】

杂质，不得超过2.0%（2020年版《中华人民共和国药典》四部通则2301）。

水分，不得超过16.0%（2020年版《中华人民共和国药典》四部通则0832）。

霉菌总数，不得超过20000cfu/g（2020年版《中华人民共和国药典》四部通则1105、1106、1107）。

总灰分，不得超过4.1%（2020年版《中华人民共和国药典》四部通则2302）。

酸不溶性灰分，不得超过0.41%（2020年版《中华人民共和国药典》四部通则2302）。

重金属及有害元素，照铅、镉、砷、汞、铜测定法（2020年版《中华人民共和国药典》四部通则2321），铅不得超过5.0mg/kg；镉不得超过0.3mg/kg；砷不得超过0.5mg/kg；汞不得超过0.02mg/kg；铜不得超过10mg/kg。

【浸出物】照醇溶性浸出物测定法（2020年版《中华人民共和国药典》四部通则2201）项下的热浸法测定，不得少于25.0%。

【含量测定】

总多酚［照紫外-可见分光光度法（2020年版《中华人民共和国药

典》四部通则0401）测定〕

对照品溶液的制备：取没食子酸对照品适量，精密称定，加蒸馏水溶解制成每1ml含没食子酸0.245mg的溶液，摇匀，即得。

标准曲线的制备：精密量取对照品溶液0.5ml、1.0ml、1.5ml、2.0ml、3.0ml分别置于具塞试管中，各管加入福林－酚试剂0.5ml，摇匀使其充分反应后再加入1ml质量分数为15%的碳酸钠溶液，并以蒸馏水定容至10ml。置于30℃水浴锅中，反应2小时后，以试剂空白作对照，于765nm处测定其吸光度。以吸光度为纵坐标，没食子酸浓度为横坐标，绘制标准曲线。

测定法：取本品约1g，精密称定，置圆底烧瓶中，准确加入60%乙醇20ml，称重，加热回流30分钟，放冷，补足重量，过滤，滤渣与滤器用热60%乙醇10ml分次洗涤，将滤液合并洗涤液减压浓缩至无醇味后转移至50ml量瓶中，加水定容至刻度，摇匀，精密量取1ml，置具塞试管，照"标准曲线制备"项下的方法，自"加入福林－酚试剂0.5ml"起，依法测定吸光度，从标准曲线上读出供试品溶液中没食子酸的重量（mg），计算，即得。

本品按干燥品计算，含总多酚以没食子酸（$C_7H_6O_5$）计，不得少于2.4%。

总黄酮〔照紫外－可见分光光度法（2020年版《中华人民共和国药典》四部通则0401）测定〕

对照品溶液的制备：精密称取芦丁对照品适量，加60%乙醇溶解制成每1ml含芦丁0.167mg的溶液，即得。

标准曲线的制备：精密量取芦丁对照品溶液0.1ml、0.2ml、0.5ml、1.0ml、1.5ml置于具塞试管中，各管加入质量分数为5%的亚硝酸钠溶液和质量分数为10%的硝酸铝溶液各0.3ml，混匀，放置6分钟，加入1mol/L的氢氧化钠溶液4.0ml，用体积分数为60%的乙醇溶液稀释至刻度，摇匀，放置15分钟，以试剂空白作对照，于501nm处测定其吸光度。以吸光度为纵坐标，芦丁含量为横坐标，绘制标准曲线。

测定法：取本品约1g，精密称定，置圆底烧瓶中，准确加入60%乙醇20ml，称重，回流提取30分钟。放冷，补足重量，过滤，滤渣与滤器用热60%乙醇10ml分次洗涤，将滤液及洗涤液转移至50ml量瓶中，加60%

乙醇稀释至刻度，摇匀，精密量取1ml，照标准曲线制备项下的方法，自"加入质量分数为5%的亚硝酸钠溶液和质量分数为10%的硝酸铝溶液各0.3ml"起依法测定吸光度，从标准曲线上读出供试品溶液中芦丁的重量（mg），计算，即得。

本品按干燥品计算，含总黄酮以无水芦丁（$C_{27}H_{30}O_{16}$）计，不得少于0.32%。

【作用】麦麸具有和中益脾的作用，与补脾胃的中药共制可协同增效，还可缓和燥性，去除不良气味，减少药物所引起的恶心、呕吐等副作用。

【用途】用于麸炒法及麸煨法。

麸炒，每100kg生饮片，用麦麸10～15kg；麸煨，每100kg药材，用麦麸40～50kg。

【贮藏】置阴凉干燥处，防霉、防蛀。

（单国顺）

第二章

麸制法的研究

麸制法是将净制或切制过的饮片与麦麸共同加热，并不断翻动至规定程度的操作过程，按照辅料的用量以及辅料与饮片的投放顺序，可分为麸炒法和麸煨法。麸制法是中药炮制的常用方法，具有悠久的使用历史。中药经麸炒可以增强和中健胃、补脾调中等作用，并能缓和药性，降低恶心、呕吐等副反应，还可发挥矫色、矫臭、矫味等作用。现代研究表明，麸制法对中药的化学成分及药效作用均能产生影响。目前关于麸制法的研究多是围绕麸制对中药的影响，却较少对麦麸自身在麸制过程中发挥的作用进行探究，相关研究仍有待开展。

一、麸制法的历史沿革

（一）麸制法在古代文献的记载

麸制法在汉代以前的医药典籍中罕有记载，即使历代应用麸制法最多的枳实、枳壳两味中药，在《神农本草经》《金匮要略》《伤寒杂病论》等汉代以前的典籍中也只有"炙""烧令黑勿太过"和"水浸去核炒"的记载，而无麸制法的描述。至汉代《华氏中藏经》中始有"枳实，麸炒去瓤"的论述，首开麸制之先河。但是，直到宋代之前的几百年间，应用麸制法的品种屈指可数。东晋时期，葛洪所编撰的方剂著作《肘后备急方》中有"露蜂房、甘草等分用麸炒，令黄色，去麸为末"。南北朝刘宋时期，雷敩的《雷公炮炙论》中有麸炒枳壳的记载："以麸炒过，待麸焦黑，遂出。"唐代王焘在《外台秘要》中记载了杏仁"去皮尖双人，麸炒黄"；葿道人所著的骨伤科专著《仙授理伤续断秘方》中有"木鳖半斤去壳细切，麸炒取半斤"的论述。

麸制法在宋代得到了快速的发展，麸炒品种多达40余种，仅《圣济总录》中就记载有21种，除有麸炒苍术、陈皮、巴戟天等植物药外，还增加了僵蚕、蜗牛、桑螵蛸等动物药、川乌、半夏等毒剧药。官修本草《太平惠民和剂局方》中记载了川楝子、使君子、青皮等药物的麸炒方法。宋代的《幼幼新书》《钱氏小儿药证直诀》和《小儿卫生总微论方》等儿科医书中也大量使用了麸炒药物。可见，麸制法在当时得到了众多医家的认可。宋代在麸制的方法上也有长足的发展，除沿用麸炒法外，还增加了麸炒醋熬法、童便浸麸炒法、泔浸麸炒法、巴豆和麸同炒法、酒浸麸炒法、盐水浸麸炒法、麸煨等方法。

金元时期，麸制法的发展速度较为缓慢，文献记载品种也相较唐宋时期略为减少，新增香附、杜仲、甘遂三种，并沿用白术、川楝子、槐角等品种；制法上仍沿用麸炒法、巴豆和麸同炒法等。

明代麸制法得到了进一步的发展，麸制品种与金元时期相比有所增加，新增了槟榔、诃子、桔梗、桑白皮、虻虫等18种，并沿用了阿胶、巴豆、陈皮、防风等22种，方法上除沿用麸炒法、酒浸麸炒法等外，还增加了麸炒焙干法、醋炙麸炒法、麸炒醋煮法等。此外，这一时期的医家开始探讨麸制法的作用。陈嘉谟在《本草蒙筌》中有"麸制抑酷性，勿伤上膈"的记载；张仲岩在《修事指南》中指出："麸皮制去燥性而和胃"，这些理论至今仍被医家所认同。

清代除麸制品种有所增加外，麸制的炮制理论方面没有根本性的变化。清代的麸制新品有枸橘、橘红、小茴香、乌梅等8种，沿用的有阿胶、白术、贝母、补骨脂等14种，方法上也以麸炒法为主。

综上所述，古代文献中对麸制饮片的记载多达70多种，大多散见于处方饮片的脚注处，与饮片配伍、煎法及服用等密切相关。详细的历代关于麸制法的相关记载情况见表2-1。

表2-1 历代麸炒品种及炮制理论的古籍记载

| 朝代 | 历代麸制品种与方法 | | 出处 |
	新增	沿用	
汉	枳实，麸炒		《华氏中藏经》
	露蜂房、甘草等分用麸炒，令黄色，去麸为末		《肘后备急方》
南北朝	枳壳，去瓤麸炒，单捣如粉		《雷公炮炙论》
唐	杏仁，去皮尖双人，麸炒黄		《外台秘要》
	木鳖半斤去壳细切，麸炒取半斤		《仙授理伤续断秘方》
宋	桃仁，汤浸去皮，麸炒微黄	枳壳，去瓤，麸炒微黄	《太平圣惠方》
	枳实，麸炒微黄色	杏仁，汤浸去皮，麸炒微黄	
	半夏，汤洗去滑，麸炒微黄		
	雀瓮，麸炒令黄去壳		
	枳壳，麸炒去瓤，捣末醋熬		
	杏仁，汤浸去皮，童便浸，麸炒黄		
	牵牛子，麸炒		《博济方》
	白术，米泔浸一宿，切，麸炒黄色		《苏沈良方》
	贝母，去心，麸炒		《伤寒总病论》
	阿胶，麸炒		《钱氏小儿药证直诀》
	蜂房，用麸炒令黄色		《重修政和经史证类备急本草》
	漏芦，去芦头，麸炒		《圣济总录》
	槐角，水洗放干，慢火上麸炒		
	郁李仁，汤浸去皮尖，麸炒		
	天南星，水浸慢火煮，曝干，麸炒		
	僵蚕，麸炒令黄		
	苍术，锉，麸炒熟		
	大戟，麸炒		
	山茱萸，麸炒		
	桑螵蛸，麸炒，令麸黑色为度		
	巴豆，去心皮，麸炒黄，研		
	草乌，用麸和巴豆同炒黑色		
	威灵仙，洗净，麸炒		

续　表

朝代	历代麸制品种与方法		出处
	新增	沿用	
	黄连，麸炒焦黄色		
	槐花，麸炒		
	芫花，麸炒		
	瓜蒌，麸炒		
	蜗牛，麸炒全黄		
	莲子，麸炒香		
	半夏，酒浸，汤洗，麸炒		
	草乌，盐水浸，麸炒		
	枳实，去瓤，麸炒，米醋煎如膏		
	川楝子，巴豆槌微破，合麸炒		
	天南星，酒浸麸炒		
	川楝子，麸炒		《太平惠民和剂局方》
	使君子，麸炒为末		
	陈皮，汤浸去瓤，曝干，麸炒		
	青皮，汤浸去瓤，曝干，麸炒		
	枳壳，麸炒微黄，去瓤		《幼幼新书》
	桃仁，汤浸，去皮、尖、双仁，麸炒微黄		
	板蓝根，麸炒，令黄色		《小儿卫生总微方论》
	鹿角胶，麸炒		《洪氏集验方》
	川乌，水浸后泔浸，麸炒		《三因极一病证方论》
	鸡内金，麸炒		
	大黄，麸煨蒸		
	苍术，米泔水浸，麸炒		《传信适用方》
	白术，麸炒		《类编朱氏集验医方》
	防风，麸炒赤色		
	牛胶，或生用或麸皮炒		《疮疡经验全书》
金、元		枳实，麸炒	《素问病机气宜保命集》
		枳壳，去瓤，麸炒	

续　表

朝代	历代麸制品种与方法		出处
	新增	沿用	
		杏仁，去皮尖，麸炒黄色用	《儒门事亲》
		黄连，麸炒	
		枳实，麸炒黄色，去瓤	《脾胃论》
		枳壳，水浸去壳，麦麸炒微黄	《活幼心书》
		杏仁，麸炒，去皮尖用	《汤液本草》
	香附，麸炒	槐角，麸炒	《瑞竹堂经验方》
	杜仲，麸炒	川楝子，巴豆微打破，和麸炒	《卫生宝鉴》
	甘遂，麸炒黄	桑螵蛸，麸炒黑	
		白术四分，一分用麸皮	《丹溪心法》
		川楝子，去皮及子，麸炒	
明	槟榔，麸炒	苍术，麸炒	《普济方》
	诃子，麸炒黑色，去核用皮	甘遂，麸炒，复于地上候冷，出尽火毒	
	刺猬皮，麸炒，去麸不用	枳壳，麸炒微黄，去瓤	
	甘草，炮再麸炒	槐角，慢火麸炒微黄黑	
	补骨脂，酒浸，麸炒，令焦黄黑	杏仁，汤浸去皮尖，麸炒微黄	
	肉豆蔻，麸裹煨，炒	陈皮，去白，麸炒	
	穿山甲，麸炒黄色	木鳖子，去壳，麸炒黄色	
	郁金，浆水、生姜、皂荚煮，焙干	巴豆，麸炒	
	阿魏，用麸裹，煨令熟	杜仲，麦麸炒黄色	
	天麻，剉如碁子大，麸炒黄	贝母，去心，麸炒令黄	
		枳实，麸炒赤黄	
		巴豆，用麸炒，令麸稍焦为度	
		牵牛子，半生，半麸炒	
		川楝子，麸炒	

续　表

朝代	历代麸制品种与方法		出处
	新增	沿用	
		川乌，麸炒裂，安地上，出火毒	
		巴豆，去心皮，麸炒，研，出油尽	
		川楝子，四两用麸一合炒	
		白术，泔浸半日，焙，麸炒	
		阿胶，麸炒	
		枳实，米泔浸，去瓤麸炒	
		僵蚕，用麸炒赤色，去麸	
		甘遂，麸炒，裹煮，焙干	
		草乌，醋炙，切片，麸炒	
	桔梗，去芦，麸炒	桃仁，去皮尖及双仁，麸炒	《奇效良方》
	桑白皮，麸炙	青皮，麸炒	
		川乌，水浸后泔浸，日干，麸炒	
	虻虫，去翅足，麸内炒黄	桑螵蛸，麸炒	《医学纲目》
		白术，麸皮同炒，去麸皮	
	斑蝥，麸炒，醋煮，用之	防风，麸炒	《本草纲目》
	酸枣仁，夜不能眠，麸炒熟用		《仁术便览》
	附子，麸炒，去皮脐		《寿世保元》
	五味子，麸炒		《济阴纲目》
清	枸橘，麸炒黄为末	杏仁，泡去皮尖，麸炒用	《握灵本草》
		枳壳，麸炒用	
		斑蝥，麸炒	《本草汇》
	橘红，麸炒	桃仁，去皮尖，麸炒微黄	《外科大成》
		贝母，去皮麸炒黄为末	《本草述》
		穿山甲，麸炒	
		补骨脂，麸炒	

朝代	历代麸制品种与方法		出处
	新增	沿用	
		巴豆，麸炒	
		青皮，麸炒	《医方集解》
		川楝子，巴豆打破同川楝子麸炒	
	小茴香，麸炒		《食物本草会纂》
	乌梅，麦麸同炒		
		贝母，去心麸炒黄为末	《修事指南》
	鱼鳔，麸炒成泡	阿胶，麸炒	《良朋汇集》
		白术，除胀，麸皮拌炒	《得配本草》
		防风，止汗麸炒	
		于术四两，分四制，一两黄芪煎汁炒，一两牡蛎粉炒，一两麸皮烫炒，一两石斛烫炒，只取术为末	《本草纲目拾遗》
	明矾，麸炒黑		《妇科玉尺》
	瓜蒌子，麸炒		《类证治裁》
	人指甲，麸皮拌炒		《增广验方新编》

（二）麸制法在《中华人民共和国药典》中的变迁

鉴于麸制法的疗效显著、操作简便且辅料来源充足，因而被沿用至今。除1953年版《中华人民共和国药典》本身较少收录中药饮片外，其他版《中华人民共和国药典》均有关于麸制品的记载。1963年版《中华人民共和国药典》首次记载采用麸制的品种有山药、白术、芡实、枳壳、枳实、椿皮、僵蚕和薏苡仁共8种，各品种项下分别对麸炒工艺进行了描述。1977年版《中华人民共和国药典》将芡实、薏苡仁两个品种删去，并以通则的形式将麸炒法的工艺进行统一描述。1985年版《中华人民共和国药典》在1977年版《中华人民共和国药典》的基础上增加了麸制的品种有苍术、芡实和薏苡仁。自1990年版《中华人民共和国药典》开始，采用麸炒的品种也基本固定为山药、白术、苍术、芡实、枳壳、枳实、椿皮、僵蚕及薏苡仁9种（白术项下使用麦麸为蜜麸）。2010年版《中华人民共和国药典》修改了通则中对于麸炒工艺的描述，着重强调了麸炒"撒入麸皮即刻烟起"方可投入药材。同时，在这版《中华人民共和国药典》中将面裹煨肉豆蔻调整为麸煨肉豆蔻。至此，麸制的品种为山药、白术、肉豆蔻、苍术、芡实、枳壳、枳实、椿皮、僵蚕及薏苡仁共10种。此后，2015年、2020年两版《中华人民共和国药典》基本沿用了2010年版《中华人民共和国药典》的品种及工艺。详细的历版《中华人民共和国药典》收载的麸制品种及炮制工艺情况见表2-2。

表2-2 历版《中华人民共和国药典》收载的麸制品种及炮制工艺情况

序号	出处	品种	内容	药麸比例
1	1963年版	山药	将麸皮撒于加热的锅内，俟烟出时，加入山药片，炒至淡黄色，筛去麸皮，放凉即得	100:10
		白术	将麸皮撒入加热的锅内，俟烟冒出时，加入白术片，炒至变为淡黄色，取出，筛去麸皮即得	100:10
		芡实	将麸皮撒于加热的锅内，俟烟冒出时，加入净芡实，炒至微黄色，取出，筛去麸皮，放凉即得	100:10
		枳壳	将麸皮撒于加热的锅内，俟烟冒出时，加入枳壳片，炒至淡黄色，取出，筛去麸皮，放凉即得	100:10
		枳实	将麸皮撒于加热的锅内，俟烟冒出时，加入枳实片，炒至淡黄色，取出，筛去麸皮，放凉即得	100:10
		椿皮	将麸皮撒入加热的锅内，俟烟冒出时，加入椿皮丝，炒至微黄色，取出，筛去麸皮，放凉即得	100:10
		薏苡仁	取净苡米，置锅内用文火炒至微黄色或用麸炒，取出，放凉即得	100:10
		僵蚕	将麸皮撒于加热的锅内，俟烟冒出时，加入净僵蚕，炒至黄色，取出，筛去麸皮，放凉即得	100:10

序号	出处	品种	内容	药麸比例
2	1977年版	山药、白术、枳壳、枳实、椿皮、僵蚕	取麸皮，撒在热锅内，加热至冒烟时，加入净药材或切制品，迅速翻动，炒至表面呈黄色或色变深时，取出，筛去麸皮，放凉	100∶10
3	1985年版	山药、苍术、芡实、枳壳、枳实、椿皮、薏苡仁	取麸皮，撒在热锅内，加热至冒烟时，加入净药材或切制品，迅速翻动，炒至表面呈黄色或色变深时，取出，筛去麸皮，放凉	100∶10
4	1990年版	山药、苍术、芡实、枳壳、枳实、椿皮、僵蚕、薏苡仁	取麸皮，撒在热锅中，加热至冒烟时，放入净药材，迅速翻动，炒至药材表面呈黄色或色变深时，取出，筛去麸皮，放凉	100∶10
		白术	将蜜炙麸皮撒入热锅内，待冒烟时加入白术片，炒至焦黄色、逸出焦香气，取出，筛去蜜炙麸皮	100∶10
5	1995年版	山药、苍术、芡实、枳壳、枳实、椿皮、僵蚕、薏苡仁	取麸皮，撒在热锅中，加热至冒烟时，放入净药材，迅速翻动，炒至药材表面呈黄色或色变深时，取出，筛去麸皮，放凉	100∶10
		白术	将蜜炙麸皮撒入热锅内，待冒烟时加入白术片，炒至焦黄色、逸出焦香气，取出，筛去蜜炙麸皮	100∶10
6	2000年版	山药、苍术、芡实、枳壳、枳实、椿皮、僵蚕、薏苡仁	取麸皮，撒在热锅中，加热至冒烟时，放入净药材，迅速翻动，炒至药材表面呈黄色或色变深时，取出，筛去麸皮，放凉	100∶10
		白术	将蜜炙麸皮撒入热锅内，待冒烟时加入白术片，炒至焦黄色、逸出焦香气，取出，筛去蜜炙麸皮	100∶10
7	2005年版	山药、苍术、芡实、枳壳、枳实、椿皮、僵蚕、薏苡仁	取麸皮，撒在热锅中，加热至冒烟时，放入净药材，迅速翻动，炒至药材表面呈黄色或色变深时，取出，筛去麸皮，放凉	100∶10
		白术	将蜜炙麸皮撒入热锅内，待冒烟时加入白术片，炒至焦黄色、逸出焦香气取出，筛去蜜炙麸皮	100∶10
8	2010年版	山药、苍术、芡实、枳壳、枳实、椿皮、僵蚕、薏苡仁	先将炒制容器加热，至撒入麸皮即刻烟起，随即投入待炮炙品，迅速翻动，炒至表面呈黄色或深黄色时，取出，筛去麸皮，放凉	100∶10

续 表

序号	出处	品种	内容	药麸比例
		白术	将蜜炙麸皮撒入热锅内，待冒烟时加入白术片，炒至黄棕色、逸出焦香气，取出，筛去蜜炙麸皮	100∶10
		肉豆蔻	取净肉豆蔻，加入麸皮，麸煨温度150～160℃，约15分钟，至麸皮呈焦黄色，肉豆蔻呈棕褐色，有裂隙时取出，筛去麸皮，放凉。用时捣碎	100∶40
9	2015年版	山药、苍术、芡实、枳壳、枳实、椿皮、僵蚕、薏苡仁	先将炒制容器加热，至撒入麸皮即刻烟起，随即投入待炮炙品，迅速翻动，炒至表面呈黄色或深黄色时，取出，筛去麸皮，放凉	100∶10
		白术	将蜜炙麸皮撒入热锅内，待冒烟时加入白术片，炒至黄棕色、逸出焦香气，取出，筛去蜜炙麸皮	100∶10
		肉豆蔻	取净肉豆蔻，加入麸皮，麸煨温度150～160℃，约15分钟，至麸皮呈焦黄色，肉豆蔻呈棕褐色，表面有裂隙时取出，筛去麸皮，放凉。用时捣碎	100∶40
10	2020年版	山药、苍术、芡实、枳壳、枳实、椿皮、僵蚕、薏苡仁	先将炒制容器加热，至撒入麸皮即刻烟起，随即投入待炮炙品，迅速翻动，炒至表面呈黄色或深黄色时，取出，筛去麸皮，放凉	100∶10
		白术	将蜜炙麸皮撒入热锅内，待冒烟时加入白术片，炒至黄棕色、逸出焦香气，取出，筛去蜜炙麸皮	100∶10
		肉豆蔻	取净肉豆蔻，加入麸皮，麸煨温度150～160℃，约15分钟，至麸皮呈焦黄色，肉豆蔻呈棕褐色，表面有裂隙时取出，筛去麸皮，放凉。用时捣碎	100∶40

（三）麸制法在各省份炮制规范及中药饮片标准的应用情况

相较于历版《中华人民共和国药典》，各地炮制规范及中药饮片标准中有关麸制法的记载更加丰富。目前，仍沿用的麸制饮片有白术、山药、苍术、半夏曲、苍耳子、巴戟天、白扁豆、白芍等70多种。其中，《全国中药炮制规范》收载了白术、山药、苍术、泽泻、葛根、芡实、青皮、枳壳、枳实、薏苡仁、樗白皮、僵蚕、六神曲等14种，其余品种散见于各地炮制规范及中药饮片标准。具体方法有清麸炒、蜜麸炒、酒浸麸炒、盐水浸麸炒、醋浸麸炒、泔浸麸炒、麸煨等7种。炮制所用麦麸除如白术所使用的蜜麸，其余皆使用净麦麸。同一中药饮片在不同地区的麸制方法也有所差别。以泽泻为例，2005年云南省中药饮片标准规定麸炒前先用盐渍泽泻片，再选用炙麦麸进行拌炒；而陕西、湖北等省中药饮片标准中则无麸炒前先盐渍的工艺，并且麸炒时使用净麦麸进行拌炒。具体各地炮制规范及中药饮片标准中收载的麸制品种及炮制工艺情况见表2-3。

表2-3　各地炮制规范收载的麸制品种及炮制工艺情况

品种	出处	记载内容	药麸比例
山药	《北京市中药饮片炮制规范》（2008年版）	取麸皮，撒入热锅内，待冒烟时，加入山药片，迅速翻动，用中火炒至淡棕黄色，取出，筛去麸皮，晾凉	100：10
	《陕西省中药饮片标准》	取麸皮撒在热锅中，加热至冒烟时，加入生片或净药材，迅速翻动，炒至饮片表面呈黄色或色变深时，取出，筛去麸皮放凉	100：10
白术	《北京市中药饮片炮制规范》（2008年版）	取麸皮，撒入热锅内，待冒烟时，加入白术片，迅速翻动，用文火炒至表面黄棕色，有香气逸出时，取出，筛去麸皮，晾凉	100：10
	《陕西省中药饮片标准》	取麸皮撒在热锅中，加热至冒烟时，加入生片或净药材，迅速翻动，炒至饮片表面呈黄色或色变深时，取出，筛去麸皮放凉	100：10
	《山东省中药饮片炮制规范》（2012年版）	先将锅用武火加热，均匀撒入麦麸皮，待冒烟时，投入净白术片，用中火拌炒至表面显深黄色，有香气逸出时，迅速取出，筛去焦麸皮，放凉	100：10
	《吉林省中药饮片炮制规范》（2020年版）	取白术片，照麸炒法（2020年版《中华人民共和国药典》四部通则0213），炒至表面黄棕色，有焦香气逸出时，取出，筛去麸皮，放凉	100：10
苍术	《北京市中药饮片炮制规范》（2008年版）	取麸皮，撒入热锅内，待冒烟时，加入苍术片，迅速翻动，用文火炒至表面深黄色，取出，筛去麸皮，晾凉	100：10
	《陕西省中药饮片标准》	取麸皮撒在热锅中，加热至冒烟时，加入生片或净药材，迅速翻动，炒至饮片表面呈黄色或色变深时，取出，筛去麸皮放凉	100：10

续　表

品种	出处	记载内容	药麸比例
芡实	《北京市中药饮片炮制规范》（2008年版）	取麸皮，撒入热锅内，待冒烟时，加入净芡实，迅速翻动，用中火炒至断面微黄色，取出，筛去麸皮，晾凉	100∶10
	《陕西省中药饮片标准》	取麸皮撒在热锅中，加热至冒烟时，加入生片或净药材，迅速翻动，炒至饮片表面呈黄色或色变深时，取出，筛去麸皮放凉	100∶10
枳壳	《北京市中药饮片炮制规范》（2008年版）	取原药材，除去瓤，浸泡1～2小时，取出，闷润24～48小时，至内外湿度一致，切薄片，干燥，筛去碎屑。取麸皮，撒入热锅内，待冒烟时，加入枳壳片，迅速翻动，用中火炒至表面黄色，取出，筛去麸皮，晾凉	100∶10
	《陕西省中药饮片标准》	取麸皮撒在热锅中，加热至冒烟时，加入生片或净药材，迅速翻动，炒至饮片表面呈黄色或色变深时，取出，筛去麸皮放凉	100∶10
枳实	《北京市中药饮片炮制规范》（2008年版）	取麸皮，撒入热锅内，待冒烟时，加入枳实片，迅速翻动，用火110～140℃，炒至表面深黄色，取出，筛去麸皮，晾凉	100∶10
	《陕西省中药饮片标准》	取麸皮撒在热锅中，加热至冒烟时，加入生片或净药材，迅速翻动，炒至饮片表面呈黄色或色变深时，取出，筛去麸皮放凉	100∶（10～15）
椿皮	《北京市中药饮片炮制规范》（2008年版）	取原药材，除去杂质，洗净，闷润2～4小时，至内外湿度一致，切宽丝，干燥，筛去碎屑。取麸皮，撒入热锅内，待冒烟时，加入椿皮丝，迅速翻动，用中火炒至深黄色，取出，筛去麸皮，晾凉	100∶10
	《陕西省中药饮片标准》	取麸皮撒在热锅中，加热至冒烟时，加入生片或净药材，迅速翻动，炒至饮片表面呈黄色或色变深时，取出，筛去麸皮放凉	100∶10
薏苡仁	《北京市中药饮片炮制规范》（2008年版）	取麸皮，撒入热锅内，待冒烟时，加入净薏苡仁，迅速翻动，用火110～140℃，炒至表面黄色，取出，筛去麸皮，晾凉	100∶10
	《陕西省中药饮片标准》	取麸皮撒在热锅中，加热至冒烟时，加入生片或净药材，迅速翻动，炒至饮片表面呈黄色或色变深时，取出，筛去麸皮放凉	100∶10
僵蚕	《北京市中药饮片炮制规范》（2008年版）	取原药材除去杂质。取麸皮，撒入热锅内，待冒烟时，加入净僵蚕，迅速翻动，用中火炒至表面黄色，取出，筛去麸皮，晾凉	100∶10

品种	出处	记载内容	药麸比例
冬瓜子	《北京市中药饮片炮制规范》（2008年版）	取原药材，除去杂质。取麸皮，撒入热锅内，待冒烟时，加入净冬瓜子，迅速翻动，用中火炒至表面黄色，取出，筛去麸皮，晾凉	100：10
神曲	《北京市中药饮片炮制规范》（2008年版）	取麸皮，撒入热锅内，待冒烟时，加入净六神曲，迅速翻动，用中火炒至微黄色，取出，筛去麸皮，晾凉	100：10
	《山东省中药饮片炮制规范》（2012年版）	先将锅用武火加热，均匀撒入麦麸皮，待冒烟时投入净神曲块，急速翻搅，熏炒至表面深黄色时，及时取出，筛去焦麸皮，放凉	100：10
建神曲	《山东省中药饮片炮制规范》（2012年版）	先将锅用武火加热，均匀撒入麦麸皮，待冒烟时，投入净建神曲，急速翻搅，熏炒至表面深黄色时，及时取出，筛去焦麸皮，放凉，打成碎块	（无记录）
半夏曲	《北京市中药饮片炮制规范》（2008年版）	取麸皮撒入热锅内，待冒烟时，加入半夏曲块，迅速翻动，用文火炒至表面深黄色，取出，筛去麸皮，晾凉	100：10
	《陕西省中药饮片标准》	取麸皮撒在热锅中，加热至冒烟时，加入生片或净药材，迅速翻动，炒至饮片表面呈黄色或色变深时，取出，筛去麸皮放凉	100：10
石菖蒲	《广东省中药饮片炮制规范》	取麸皮撒于炒制容器内，待麸皮冒烟时倒入净石菖蒲片，用文火炒至黄色，取出，筛去麸皮，放凉	100：12.5
白扁豆	《云南省中药饮片标准》（2005年版）	取药材，挑选。将炙麦麸置锅内，用文火炒至冒白烟，加入净白扁豆，炒至表面黄褐色，有爆裂声，气香时，取出，稍渥，筛去麦麸，即得	100：10
	《广东省中药饮片炮制规范》	先将炒制容器加热至撒入麦麸即刻烟起，随即投入白扁豆，迅速翻炒，至白扁豆外皮呈深黄色时，取出，筛去麦麸，放凉	100：10
竹茹	《广东省中药饮片炮制规范》	取净竹茹，照麸炒法（2020年版《中华人民共和国药典》一部附录ⅡD）炒至药材表面呈黄色或色变深，取出，筛净麸皮	100：10
麦芽	《广东省中药饮片炮制规范》	取麸皮撒入热炒制容器内，待冒烟时，加入净麦芽，用文火炒至表面呈黄色，取出，筛去麸皮，摊晾	100：10
白芍	《陕西省中药饮片标准》	取麸皮撒在热锅中，加热至冒烟时，加入生片或净药材，迅速翻动，炒至饮片表面呈黄色或色变深时，取出，筛去麸皮放凉	100：10

续 表

品种	出处	记载内容	药麸比例
	《山东省中药饮片炮制规范》（2012年版）	先将锅用武火加热，均匀撒入麸皮，待冒烟时，投入净白芍片，急速翻搅，熏炒至表面黄色时，迅速取出，筛去焦麸皮，放凉	100：10
	《吉林省中药饮片炮制规范》（2020年版）	取白芍片，照麸炒法（2020年版《中华人民共和国药典》四部通则0213），炒至表面微黄色或棕黄色，迅速出锅，筛去麸皮，放凉	100：10
泽泻	《云南省中药饮片标准》（2005年版）	取药材挑选，洗净，吸润，切成厚片，干燥。取泽泻片，加食盐水，拌匀吸尽。将炙麦麸置锅内，用武火炒至冒白烟，加盐渍泽泻片，炒至切面黄色至棕黄色，取出，稍渥，筛去麦麸，晾凉，即得	100：10：1.5（药：麦麸：食盐）
	《陕西省中药饮片标准》	取麸皮撒在热锅中，加热至冒烟时，加入生片或净药材，迅速翻动，炒至饮片表面呈黄色或色变深时，取出，筛去麸皮放凉	100：10
	《宁夏中药饮片炮制规范》（2017年版）	除去杂质，大小个分开，洗净，浸泡六七成透，捞出，润透，切厚片，干燥。将锅烧热，撒入麦麸，待冒烟时投入泽泻片不断翻动，炒至药物呈黄色时取出，筛去麦麸，晾凉	100：10
	《湖北省中药饮片炮制规范》（2018年版）	先将炒制容器加热，至撒入麸皮即刻烟起。随即投入待炮炙品。迅速翻动，炒至表面呈黄色或深黄色时，取出，筛去麸皮，放凉	100：10
川芎	《云南省中药饮片标准》（2005年版）	取药材，挑选，洗净，吸润至透心，切成片，厚度不超过6mm，干燥。将炙麦麸置锅内，用武火炒至冒白烟，加川芎片，炒至切面棕黄色至棕褐色，取出，摊开，晾凉，筛去麦麸及碎屑，即得	100：10
木香	《云南省中药饮片标准》（2005年版）	取药材，挑选，洗净，吸润，切成厚片，干燥。取麦麸置锅内，加木香片，迅速翻动，用文火炒至表面灰褐色至黑褐色，取出，晾凉，筛去麦麸，即得	100：10
肉豆蔻	《云南省中药饮片标准》（2005年版）	取药材挑选。将净药材与麦麸置锅内，迅速翻动，用文火炒至表面棕褐色至棕黑色，取出，晾凉，筛去麦麸，即得	100：15
青皮	《云南省中药饮片标准》（2005年版）	取药材，挑选，喷水，吸润，切成不规则的小块，干燥。取炙麦麸置锅内，用武火炒至冒白烟时，加入青皮小块，迅速翻动，炒至表面棕黄色至黑绿色，取出，稍渥，筛去麦麸，即得	100：（7～10）

续 表

品种	出处	记载内容	药麸比例
甘遂	《湖北省中药饮片炮制规范》（2018年版）	先将炒制容器加热，至撒入麸皮即刻烟起。随即投入待炮炙品，迅速翻动，炒至表面呈黄色或深黄色时，取出，筛去麸皮，放凉	100∶30
党参	《湖北省中药饮片炮制规范》（2018年版）	先将炒制容器加热，至撒入麸皮即刻烟起。随即投入待炮炙品，迅速翻动，炒至表面呈黄色或深黄色时，取出，筛去麸皮，放凉	100∶10

（四）历代对麸制作用的认识

中药炮制历经几千年的发展，已经形成了完整的理论体系。中药炮制理论作为中医药学理论体系的重要组成部分，是对历代临床用药实践经验的总结。有关中药麸制的作用，明代之前鲜有对麸制理论的论述，多是散载于一些单味药下的麸制方法。至明代，麸制法得到了进一步的发展，除麸制品种有所增加外，开始出现对麸炒目的及原理的总结性论述，如陈嘉谟在《本草蒙筌》中提出"麸制抑酷性，勿伤上膈"的理论，至今仍被医家所认同。同时代的李梴在《医学入门》中指出"麸凉调中仍去热，止痢"，李中梓在《本草通玄》中称"麦麸资其谷气"，这些基本确立了麸制能够发挥"健脾和胃"作用的理论体系。明清时期的《普济方》《医宗粹言》《本草求真》《修事指南》等论著中提到有关麸制药物的作用，如"甘遂，麸炒，微烟生，复于地上候冷，出尽火毒""枳壳，消食去积滞用麸炒，不尔气刚，恐伤元气""白术，入清胀药麸皮拌炒用，借麸入中""贝母，孕妇咳嗽，去心，麸炒黄为末"等。可见，中药麸制能够缓和其"燥性"、增强"健脾消食"作用的炮制理论于明清时期基本形成。近现代的麸制法仍沿用上述炮制理论。《中药炮制学辞典》中描述麸制法的作用为"麦麸与药物共同拌炒，能缓和药物的燥性，去除不良气味，增强疗效，并能借麦麸的烟气熏制药物，达到赋色的目的，如麸炒枳壳、麸炒僵蚕、麸炒苍术、麸炒白术和麸炒枳实""麦麸还能吸附油质，可作为煨制的辅料，以去除油质，增强止泻作用。如麦麸煨葛根、诃子、肉豆蔻"。由此可见，麸制法具有悠久的使用历史，有着多样的炮制工艺和独特理论体系，其疗效显著、操作简便且来源充足，因而被沿用至今，并被历版《中华人民共和国药典》及多省份炮制规范或药材标准所收载，具有较强的理论及实践研究价值，值得进行系统而深入的科学研究。

二、麸制法的现代研究

麸制法作为一种被广泛应用的炮制方法，为了保证麸制品的质量及临床疗效，近年来，我国科技工作者在麸制工艺、麸制前后的化学成分和药效作用变化等方面进行了大量的研究，并取得了一定的研究成果。

（一）麸制法的炮制工艺研究

实际上，从1977年版《中华人民共和国药典》开始，关于麸炒法的工艺就多以如下描述为主，即先将炒制容器加热，至撒入麸皮即刻烟起，随即投入待炮炙品，迅速翻动，炒至药物表面呈黄色或深黄色时，取出，筛去麸皮，放凉。每100kg待炮炙品，用麸皮10kg。该工艺仅对辅料用量有明确的数量规定，麸炒法的其余关键炮制工艺要点，如炒制温度、投料温度、火候判断等均为主观描述，缺乏系统、规范的工艺参数，因而无法满足工业化生产的需求。2010年版《中华人民共和国药典》开始有麸煨肉豆蔻的炮制工艺描述，即取净肉豆蔻，加入麸皮，麸煨温度150～160℃，约15分钟，至麸皮呈焦黄色，肉豆蔻呈棕褐色，有裂隙时取出，筛去麸皮，放凉。用时捣碎。该品种的工艺参数相对明确，但火候判断及成品描述仍过于主观，缺乏客观的评价指标。

自二十世纪八九十年代开始，我国医药科技工作者便一直进行麸制工艺的规范化和标准化研究，并主要围绕麦麸的用量、炒制温度以及炒制时间这些因素，以一个或几个代表性成分的含量结合性状、浸出物等为评价指标来对麸制工艺参数进行优化研究。例如，有研究者以特征图谱为定性指标，饮片性状为炮制程度的判断指标，辛弗林、柚皮苷、新橙皮苷的质量分数为定量指标，选取炒制时间、炒制温度、加麸量为主要考察因素，采用正交实验设计与主成分分析法相结合的方法来优选麸炒枳实的炮制工艺，结果确定麸炒枳实的最佳工艺为，每100kg麸炒枳实用麦麸量为10kg，炒制温度为220℃，炒制时间为5分钟。有研究者以挥发油量、苍术素含量为评价指标，选取辅料用量、炒制温度、炒制时间、翻动次数为主要考察因素，应用均匀设计法优选麸炒苍术的炮制工艺，结果确定苍术麸炒工艺为，麦麸用量为药材量的15%、炒制温度为195℃、炒制时间为5分钟、翻动次数为65次/分。还有以槲皮素、山奈酚、白僵菌素的含量为评价指标，辅料比、炒制温度、炒制时间为主要考察因素，通过单因素考察结合正交试验的方法优选了麸炒白僵蚕最佳炮制工艺为料液占比为10%、炒制温度为200℃、炒制时间为5分钟。有学者以山药饮片的外观性状和尿囊素含量作为考察指标，以预热锅温、炒制时间、麦麸用量及翻炒频率作为主要考察因素，采用正交试验设计与多指标综合评分法，优选麸炒山药的最佳炮制工艺为预热锅温为160℃、炒制时间为3分钟、麦麸用量为药材量的15%、翻炒频率为每分钟80次。上述关于麸炒法的炮制工艺报道虽然较多，但仍多为实验室研究，较少能够得到满足工业生产需求的炮制参数。此外，对于同一中药，目前不同研究所得最佳炮制工艺参数也相差较大，如有的研究者优化的白术麸炒工艺为投料时锅内温度300℃、翻炒时间为2.5分钟、麦麸用量为药材量的10%；有研究者优化的白术麸制工艺为投料时锅内温度240℃、翻炒时间为21分钟、麦麸用量为药材量的10%；还有研究者优化麸制白术的工艺为投料时锅内温度170℃、炒制时间为2分钟、麦麸用量为药材量的10%。除设备、炒制量不同外，根本原因在于对整个麸制工艺缺乏系统而深入的研究，在进行炮制工艺评价过程中缺乏客观统一的标准，难以形成统一的工艺参数。因此，有必要在实验室研究的基础上，结合实际生产情况，建立一套适用于麸制工艺的客观评价标准，进而优选出符合各麸炒品种自身属性的工业化大生产技术参数，用于指导各麸制饮片的生产和应用。

（二）麸制法对饮片化学成分的影响

中药饮片在麸制的过程中受热及辅料等因素的影响，可使自身化学成分的组成及含量发生变化。尤其是枳实、枳壳、苍术、白术等富含挥发油类成分的品种，麸炒可使饮片的挥发油含量减少，并使挥发油的密度、折光率、旋光度等物理性质及组成成分发生变化。有研究者对枳壳麸炒前后的挥发油含量、物理常数进行研究，结果发现，麸炒后枳壳的挥发油含量降低了19.64%左右，并认为加热是导致挥发油含量降低的直接因素，而辅料麸皮的吸附作用则是导致挥发油含量降低的又一个因素；该研究还发现麸炒枳壳的挥发油比重、折光率、比旋度都有所降低，说明麸炒后枳实挥发油组分或成分间的比例有所改变。还有研究发现枳壳炮制前后挥发油的种类及含量也会发生显著性变化。枳壳麸炒后挥发油中的柠檬烯、枸橼醛含量降低，研究者认为这主要是麦麸的吸附作用所致。有研究者发现麸炒苍术中的挥发油含量降低15%左右，麸炒后苍术中β-桉叶醇的含量减少。有研究证实了苍术麸炒前后挥发油的成分发生了明显的变化，并认为麸炒苍术的挥发油降低是由加热和麦麸的吸附所致。此外，对白术生品及其麸炒过程中炮制品的挥发油含量进行研究，结果表明，随麸炒时间延长，白术炮制品的挥发油含量表现出阶梯式降低的趋势，且挥发性成分及相对含量均表现出明显变化。可见，加热和麦麸吸附的双重作用是影响麸制饮片挥发油组成及含量的主要因素。

麸制法对非挥发性成分也具有显著的影响。有研究者对山药麸炒前后多糖的含量进行了比较，结果发现，山药麸炒后总糖含量有所增加。有研究者比较了山药麸炒前后尿囊素的含量，结果表明，山药麸炒品尿囊素的含量较生品增加。通过对白术麸炒前后饮片及水煎液中多糖和总糖的含量进行研究，结果表明，白术麸炒后多糖和总糖含量及煎出率均会有所提高。有研究比较了白术麸炒前后主要活性成分的含量，结果发现，白术麸炒后白术内酯Ⅰ、白术内酯Ⅱ、白术内酯Ⅲ的含量均有增加。有研究者对枳壳麸炒前后主要活性成分的含量变化情况进行了研究，结果表明，枳壳麸炒后柚皮苷、新橙皮苷、辛弗林、川陈皮素、橘皮素、水合橘皮内酯、橘皮内酯和马尔敏含量均略微下降，而葡萄内酯含量明显上升。有研究者通过建立苍术及其麸炒品的HPLC指纹图谱，并对其所含的六种有效成分进行定量分析，结果发现，非挥发性成分苍术苷A和白术内酯Ⅲ的含量在麸炒后明显升高，并且炮制后5-羟甲基糠醛含量显著增加，怀疑在苍术麸炒过程中发生了美拉德反应。通过研究麸炒前后薏苡仁中甘油三油酸酯的含量变化发现，麸炒能够增加甘油三油酸酯的含量。同时，麸炒也能使薏苡仁中5-羟甲基糠醛及糠醛的含量增加。通过对苍术、山药、白术、僵蚕麸炒前后32种微量元素的含量进行研究，结果发现，4味中药麸炒后所有微量元素的含量都发生了变化，其中，多种元素的含量变化呈降低趋势。有研究者对山药及炮制品中水溶性游离氨基酸的含量进行了分析比较，结果发现，山药麸炒品水溶性游离氨基酸总含量低于生品，麸炒后必需氨基酸中甲硫氨酸与色氨酸含量也大为降低。由此可见，中药经麸炒后对挥发性及非挥发性成分均能产生一定的影响，这可能是麸炒饮片降低"燥性"，增强"健脾和胃"等作用的重要物质基础。

（三）麸制法对饮片药效作用的影响

中医根据五行学说，把自然界五色（红、绿、黄、白、黑）与五脏（心、肝、脾、肺、肾）的属性联系起来，形成了"五色入五脏"的理论。《素问·金匮真言论》言："中央黄色，入通于脾"，认为黄色与脾脏相关。麸制后的药材多呈亮黄色，又多可增强"和中健脾"的功效，这也印证了该理论的合理性。

近年来，采用现代科学手段探索饮片麸炒后药效作用变化的研究日渐增多。有学者通过研究苍术麸炒前后"燥湿健脾"作用变化时发现，麸炒能有效提高苍术治疗痰湿困脾模型大鼠的药效作用，主要表现在苍术麸炒品能够提高模型动物血清中抗利尿激素的含量，增加消化道水通道蛋白的表达量。有研究通过建立实验性胃溃疡模型来探究苍术饮片及其炮制品对乙醇所致实验性胃溃疡大鼠的保护作用，通过测定各组动物血液中三种炎症因子白介素-6（interleukin-6，IL-6）、白介素-8（interleukin-8，IL-8）及肿瘤坏死因子-α（tumor necrosis factor-α，TNF-α）水平的变化，以及三种相关氧化和抗氧化因子丙二醛（malondialdehyode，MDA）、谷胱甘肽（glutathione，GSH）和超氧化物歧化酶（superoxide dismutase，SOD）的影响，发现苍术抗胃溃疡的作用可能是由于降低炎症因子水平，并激活机体的抗氧化机制而实现，且麸炒品的抗溃疡效果优于生品。有研究表明，苍术麸炒后可有效改变脾虚小鼠的病理状态，使模型小鼠体重增加，并可抑制小肠蠕动过快、延长小鼠运动时间、增强体液免疫的能力。不仅苍术麸炒后的药效作用会增强。通过对山药麸炒前后水提液不同极性部位的健脾作用进行比较，结果发现，山药经麸炒后水提液二氯甲烷部位较生品有更强的抑制脾虚小鼠胃排空及肠推进的作用。有研究发现，麸炒金樱子的涩肠和止泻作用增强，能缓解小鼠的腹泻等症状，并能降低小鼠稀便或软便情况的发生率。此外，有研究者采用蛋白质印迹与免疫组织化学染色法检测大鼠组织中促胃液素（gastrin，GAS）和生长抑素（somatostatin，SST）的蛋白表达水平与阳性细胞分布情况，结果发现，枳壳生、制品均可不同程度上调功能性消化不良（functional dyspepsia，

FD）大鼠下丘脑与胃窦中GAS蛋白的表达水平，下调FD大鼠下丘脑与胃窦SST蛋白的表达水平，并显著增强FD大鼠胃窦部位GAS的阳性表达量，且麸炒品的作用强于生品。还有学者对麸炒白术"减酮减燥，增酯增效"的炮制原理进行了研究，结果发现，白术经麸炒后白术内酯Ⅰ、白术内酯Ⅱ、白术内酯Ⅲ的含量增加，促进大鼠胃排空及胃肠蠕动、调节消化液分泌，缓解脾虚症状的作用增强。同时，麸炒白术中苍术酮的含量显著降低，大鼠饮水量减少且利水作用减弱，提示其燥性也降低。

实际上，关于麸炒可降低饮片燥性这一理论，早已被多数医家所认可。明代陈嘉谟在《本草蒙筌》中便提出了"麸制抑酷性，勿伤上膈"的理论，认为饮片经麸制后能够降低其"燥性"。近年来，大量研究证实了麸制对饮片本身"燥性"的影响，除了对白术"减酮减燥，增酯增效"的炮制理论印证，研究者通过比较苍术麸炒前后氯仿提取部位和挥发油对湿阻中焦证大鼠的药效作用影响，结果发现，苍术生品挥发油在增加湿阻中焦证大鼠的尿量、降低尿液中的水乳蛋白2（aquaporin 2，AQP2）含量、改善湿阻中焦证大鼠在水液输布等方面的作用较麸炒品强，这也证明了苍术生品的燥性强于麸品，祛湿能力更强。有学者研究了麸炒前后苍术水煎液对健康大鼠燥性相关指标的影响，结果也表明，苍术麸炒后可以缓和生品的燥性，还能够改变大鼠的全血黏度、肠管含水量以及颌下腺指数等，这也从水液代谢的角度解释了麸炒苍术燥性降低的相关机制。由此可见，中药经麸炒后可通过抗炎、抗氧化、调整水液代谢以及改善胃肠激素水平等机制来发挥"减燥增效"的药效作用。但是，上述研究多是针对饮片自身的作用变化，未考察辅料麦麸对饮片药效作用的影响，相关研究仍有待探索。

（四）麦麸在麸制法中发挥的作用

麦麸作为中药炮制领域的一种常用的固体辅料，其作用与河砂、蛤粉等其他固体辅料略有不同。现代研究发现，麦麸在麸制过程中可通过传质、传热的作用影响饮片的质量及临床疗效。一方面，麦麸可通过对挥发性成分的吸附作用而降低饮片的燥性。另一方面，麦麸作为炒制过程的指示剂及热传导介质，"即刻烟起"提示入锅的温度，"麦麸焦黑色"提示出锅的时机；并且还能保证炒制过程中热能传递的均一性，避免局部温度过高，影响饮片的外观和内在质量。同时，麦麸的品质对于麸制饮片的外观及有效成分的含量具有显著影响。有学者研究了麦麸粒径对麸炒山药外观的影响，结果显示，麦麸粒径越小，其在铁锅中冒浓烟速度越快，饮片越容易出现粘片、糊化和焦化的现象，造成麸炒山药的颜色均匀度差、焦片和糊片所占比例增加，且在山药麸炒品表面黏附的黑色焦化麦麸增加，从而影响麸炒山药的外观性状。而麦麸过50目筛后的麸炒山药外观性状明显好于未过筛的麦麸。麦麸中的水分含量对山药饮片的外观性状也有一定的影响，有研究者考察了麦麸粒径、含水量和蜜麸对麸炒白术外观性状及内在质量的影响，结果显示，麦麸粒径越小、含水量越高，白术炮制品的外观性状越差，且白术内酯的含量也降低，建议麸炒白术时麦麸粒径应＞40目，含水量＜10%；蜜麸皮炮制的白术较普通麸皮炮制的白术色泽光润，且内在质量更好。但是，有关该过程的化学反应机制尚不明确。此外，麸炒过程中麦麸产生的焦香味物质也为增强中药饮片的健脾作用提供了物质基础。研究表明，麸炒过程中麦麸的糖和氨基酸可发生美拉德反应，生成2-甲基丁醛、3-甲基丁醛、5-羟甲基糠醛、糠醛、半胱氨酸、胱氨酸以及半胱氨酸葡萄糖苷等具有明显焦香味，并具有健脾作用的化合物。然而，上述化合物也可在相应的清炒饮片中检测到，这表明焦香味化合物并非仅来自麦麸。同时，麸炒饮片表层的焦香味化合物含量明显高于内部，这也说明麦麸对于该类物质的生成具有促进作用。麦麸本身也具有健脾和胃的功效。有学者通过外翻肠囊法观察不同炮制方法的麦麸对小肠吸收营养物质的影响，结果发现，麦麸的健脾作用可能与促进小肠收缩有关，在不同的麦麸加工品中又以炒焦麦麸健脾功效最为显著。因此，为了探讨麸制法增强中药健脾作用的炮制原理，仍需对麸制过程中麦麸与饮片间相互作用的化学机制进行深入的研究。

小结与展望

麸制法始载于汉代《华氏中藏经》，其品种和方法在宋代得到了快速的发展，明清时期亦有变化。历代共有麸制饮片品种70余种，却大多是散见于处方饮片的脚注处，与饮片配伍、煎法及服用等密切相关。麦麸作为炮制辅料的确切用法、用量等则未见有专门记载。目前，仍沿用的麸制品种有白术、苍术、陈皮、诃子、僵蚕、青皮、肉豆蔻、桑白皮、桑螵蛸、桃仁、天麻、威灵仙、枳壳、枳实14种，并新增了山药、薏苡仁、巴戟天、白扁豆、白芍等50多种。历代记载的麸制方法有麸炒、麸炒醋熬、童便浸麸炒、泔浸麸炒、巴豆和麸同炒、酒浸麸炒、盐水浸麸炒、麸煨、麸炒焙干、醋炙麸炒、麸炒醋煮等。现今仍沿用的麸制方法主要为清麸炒、酒浸麸炒、泔浸麸炒、盐水浸麸炒、麸煨等，新增方法有蜜麸炒、醋浸麸炒等。关于辅料麦麸，古代麸制法多使用清麸，而今则有清麸、蜜麸、糖麸3种。此外，还有大量麸制品种及丰富的麸制方法被列入《中华人民共和国药典》以及各省份炮制规范和中药材标准。可见，麸制法作为一种实用、有效的炮制方法被一直沿用至今，并仍在不断发展。未来如何在继承传统麸制技艺的基础上，进一步利用现代科学技术来提高麸制中药的质量和临床疗效则将是中医药工作者的重要课题之一。

对于中药麸制作用的认识，明代之前鲜有记载。伴随着中医药理论的整体发展，明代开始出现对麸制理论的论述。陈嘉谟在《本草蒙筌》中提出"麸制抑酷性，勿伤上膈"的理论，成为最早有关麸制的炮制理论；经过明清两代的发展，则基本形成了麸制能够发挥抑制"酷性"（降低"燥性"）及增强"健脾和胃"作用的理论体系，并沿用至今。近代，为了确保和提高麸制中药的质量和临床疗效，我国学者围绕麸制饮片的工艺及其炮制原理开展了一系列的研究。目前，麸制饮片的研究主要集中在白术、苍术、枳实、枳壳、山药、薏苡仁、白芍、僵蚕、肉豆蔻、诃子、木香、葛根、泽泻等品种，并且多关注麸制前后中药饮片本身的化学成分与药理作用的变化。然而，目前的这些化学成分研究并未涉及辅料麦麸的作用；并且药理作用方面的研究仍不够系统和深入，不能全面解释饮片的炮制作用及相关机制。事实上，麦麸虽为固体辅料，但在麸制的过程中不仅能够发挥热量传递的作用，还能通过吸附及参与化学反应来影响饮片的物质基础以及药效作用。因此，仍需采用现代分析技术，并结合多重的药理学研究手段，搞清麦麸的加入对于饮片化学成分的影响，筛选出能代表生制品主要功能的药效成分或成分群；探讨麦麸与药物之间的作用机制，解析麸制饮片"燥性"降低和"健脾和胃"作用增强的药效机制，从而系统地解析中药麸制的炮制原理，为麸制中药的炮制工艺优化以及质量标准的制定奠定理论基础。

综上所述，麸制法作为前人留下的十分宝贵的用药经验，具有疗效显著、操作简便且辅料来源充足等优势，因而被沿用至今。为了进一步发挥麸制法在维护我国人民生命健康方面的作用，有必要对麸制中药进行深入而系统的科学研究，明确其发挥药效作用的物质基础和药效机制，从而为临床合理用药及质量控制提供依据。鉴此，本书在下篇部分将借鉴循证研究的方法，对常用麸制中药品种的古现代研究资料进行全面的收集和整理，分析麸制中药研究的特点以及存在的问题，以期为未来麸制法的发展提供参考。

（单国顺）

下篇
现代研究实例

第三章

麸炒白术的研究

麸炒白术为菊科植物白术 *Atractylodes macrocephala* Koidz. 干燥根茎的加工品。中药白术在麸炒的过程中可使挥发性成分和糖类物质的组成及含量发生明显改变，使其抗炎及调整胃肠功能方面的作用发生变化，从而令麸炒白术益气健脾的作用得以增强。作为临床常用的大宗中药，为了保证麸炒白术的质量及临床疗效，近年来，有关学者对麸炒白术的炮制工艺及原理进行了大量研究，形成了"减酮减燥，增酯增效"的炮制理论。但是，目前关于白术麸炒后增效的物质基础以及相关炮制原理仍存在争议，相关研究仍有待进行。

一、白术麸炒过程中化学成分变化的研究

白术中主要含有挥发油、多烯炔、苷类、糖类、氨基酸以及香豆素和甾醇类成分。其中，挥发油类成分多由热稳定性差的萜类成分组成，因此，挥发油成为白术麸炒过程中发生变化的主要成分。其中，倍半萜类成分苍术酮作为挥发油中含量最高的化合物，其结构特征决定其热稳定性较差，在麸炒过程中易发生自氧化反应。有研究者利用气相色谱-质谱联用（gas chromatography mass spectrometry，GC-MS）法跟踪分析了苍术酮纯品的分解过程，并探讨了苍术酮的氧化反应机制，结果发现，苍术酮的自氧化反应起于与水的1,4加成反应，生成半缩醛羟基。继续反应而开环，并导致C—O键断裂而形成醛基。醛基可再进一步被氧化成羧基，因羧基上的碳原子为sp2杂化，故羟基就可从杂化轨道的平面两侧进攻羧基，与羧基进行分子内脱水反应，生成白术内酯Ⅰ及表白术内酯Ⅰ。白术内酯Ⅰ

的C—7上还有一个活泼氢，易被—OH取代而生成白术内酯Ⅲ。白术内酯Ⅲ不稳定，易发生分子内脱水而生成白术内酯Ⅱ；还可与苍术酮发生分子间脱水反应，生成一种新的双聚体化合物（双白术内酯），详细转化流程见图3-1。同时，通过定量分析苍术酮纯品和白术原药材中苍术酮在氧化

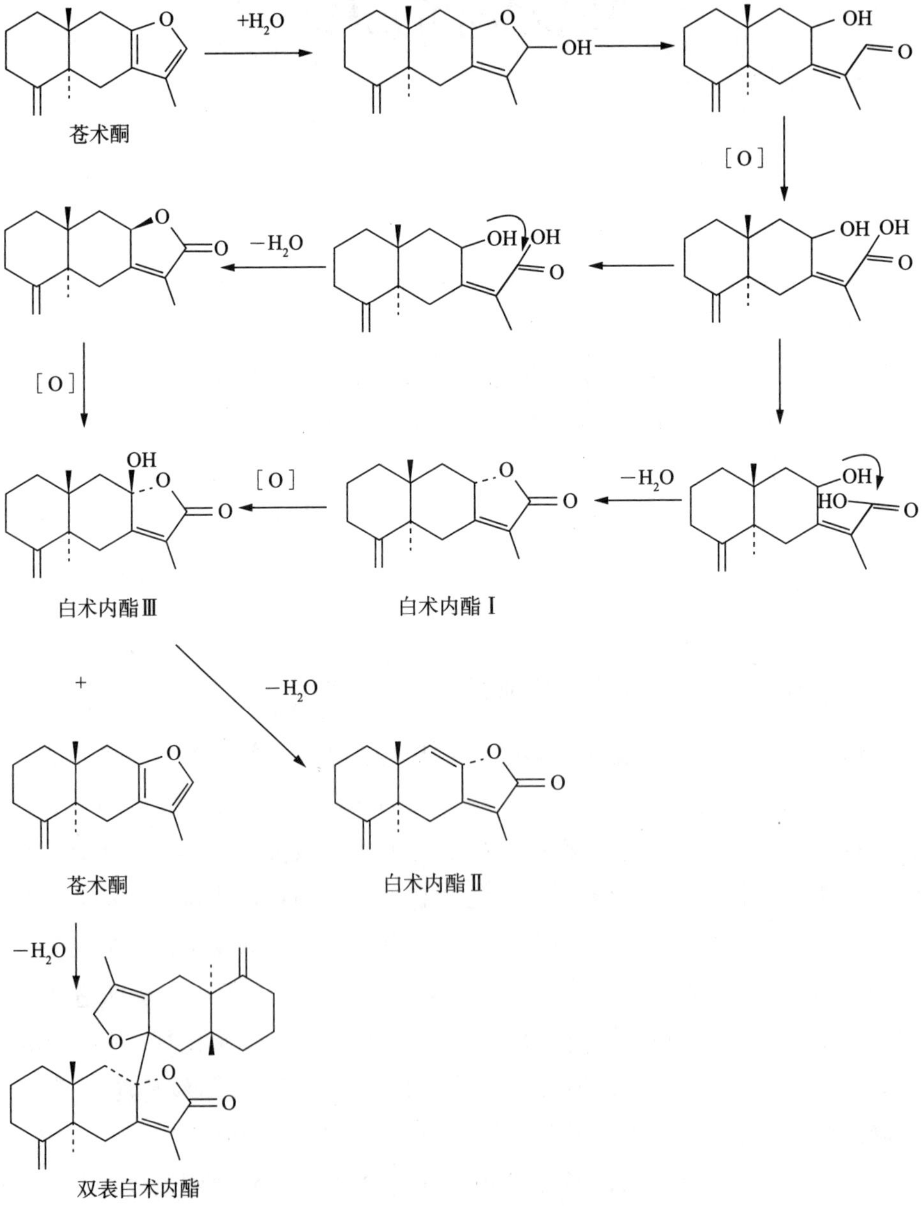

图3-1　白术中倍半萜类成分转化关系

过程中的相对含量，计算反应的动力学参数，得出苍术酮纯品的反应速率方程为Rate＝k′〔x〕1.89，自氧化反应的表观活化能为63.17kJ/mol，属中速反应。通过对麸炒过程中苍术酮及白术内酯类成分含量变化的情况进行研究，发现加热及搅拌均有利于该反应的进行。有学者采用解吸附电晕束离子化质谱，以原位跟踪技术跟踪苍术酮的转化，结果证实，与生品相比较，白术麸炒过程中苍术酮的含量均有不同程度的降低，白术内酯Ⅱ和白术内酯Ⅲ的相对响应丰度值却有显著增高。这也说明了苍术酮向白术内酯类成分的转化是白术麸炒过程中化学成分的主要变化之一。白术在麸炒过程中挥发性成分的组成和含量上也均有显著变化，且这种变化又与辅料麦麸相关联。有研究者采用静态顶空进样，GC-MS结合自动质谱解卷积定性系统和Kováts保留指数的方法对不同麸炒时间点白术和麦麸中挥发性成分进行研究，结果发现，白术和麦麸中的挥发性成分在麸炒的过程中发生显著变化。比较麦麸与白术在麸炒前后的挥发性成分，发现饮片白术和辅料麦麸之间存在相互吸附的作用，尤其是麦麸可大量吸附白术中的苍术酮，这对于麸炒白术炮制机制的研究也具有重要的价值。

此外，白术本身富含淀粉等糖类物质，麸炒的过程可促进淀粉物质的膨化，促进有效成分的溶出；并引起多糖和还原糖发生转化和分解反应，使糖类物质在组成及含量上发生较大的变化。有学者采用苯酚－硫酸法对白术麸炒过程中多糖和总糖的含量进行研究，结果发现，白术经过麸炒后饮片中总糖增加了5.70%，多糖增加了177.27%；麸炒后水煎液中总糖增加了22.65%，多糖增加了6.31%。有学者采用3,5-二硝基水杨酸法测定了白术饮片在炒制过程中还原糖含量的变化情况，结果发现，白术在麸炒过程中还原性糖含量整体呈增加的趋势，且在炒制12～16分钟之后增长率明显提高。还有研究采用高效液相色谱法－蒸发光散射检测器（high pressure chromatography evaporative light scattering detector，HPLC-ELSD）法对不同麸炒程度的白术水煎液中单糖及二糖含量变化进行了分析，结果发现，随着炮制时间延长，白术水煎液中甘露糖、半乳糖、阿拉伯木聚糖的含量增加，果糖、葡萄糖和蔗糖的含量降低，还新产生核糖和甘露糖两种单糖。由此可见，麸炒能够提高白术饮片中寡糖及多糖物质的含量。

同时，鉴于糖类成分在一定温度条件下可与氨基酸结合发生美拉德反应，使饮片外观颜色发生改变。同时，糖类成分自身也可发生降解或者缩合反应，形成中间产物5-羟甲基糠醛（5-hydroxymethyl furfural，5-HMF），并伴有焦香气，这也与白术在麸炒过程中的颜色和气味变化相一致。有学者对白术麸炒过程中的颜色变化与5-HMF含量变化间的相关性进行了研究，采用二维红外成像仪测量饮片的温度，采用色彩色差计测量饮片的颜色，采用HPLC法测量各饮片中5-HMF含量，结果发现，白术生品中没有检测到5-HMF，随着炮制时间的延长5-HMF含量明显升高，表明白术炮制过程中确实发生了美拉德反应，并且炮制时间和温度是该反应的主要影响因素。同时，通过对白术麸炒过程中饮片颜色与5-HMF的含量进行皮尔逊相关性分析，结果发现，5-HMF含量与饮片的颜色变化密切相关，确实能够反映白术炮制程度，可作为该饮片炮制程度的控制指标，这也为麸炒白术炮制规范的研究提供了参考。

二、白术麸炒前后临床应用及药效作用变化的研究

（一）白术麸炒前后临床应用的差别

白术，味苦、甘，性温，归脾、胃经，前人谓之"脾脏第一要药"，具有燥湿健脾、利水消肿、止汗、安胎的功效。多用于脾虚食少、腹胀泄泻、痰饮眩悸、水肿、自汗、胎动不安等症。明代李中梓在《本草通玄》中描述白术"补脾胃之药，更无出其右者。土旺则能健运，故不能食者，食停滞者，有痞积者，皆用之也。土旺则能胜湿，故患痰饮者，肿满者，湿痹者，皆赖之也"。可见，生白术长于补气以复脾运，又能燥湿、利尿以除湿邪。临床上常与茯苓、泽泻等配伍治疗水湿内停、水肿、小便不利等症，如五苓散；与桂枝、茯苓、甘草等配伍治疗痰饮、眩晕、心悸等症，如苓桂术甘汤；或与附子、甘草等配伍治疗风湿相搏、身体烦痛等症，如白术附子汤。

白术经麸炒后，苦味和温燥之性皆有所缓和。麦麸也具有补中益气的作用，二者同炒可协同增效，达到增强白术健脾消食、强胃的作用。因此，麸炒白术在临床上多用于治疗脾胃不和、脘腹胀满、食少纳呆等症。常与人参、茯苓、甘草等配伍治疗脾气虚弱、运化失常、食少、便溏、脘腹胀痛、倦怠乏力等症、如四君子汤；与枳实配伍可用于脾虚不运、积滞

内停、食欲不振、脘腹痞满等症，如枳术丸；或与当归、白芍、砂仁等配伍治疗胎气不和或胎动不安等症，如安胎如圣散。

由此可见，白术生品功以燥湿利水为主，土燥胜湿以健脾，多用于水湿内停诸证；经麸炒后，白术得麦麸补中益气之力，又生焦香健脾之功，多用于脾胃运化失常诸证。在对古籍文献进行查阅的过程中发现，土炒白术的使用也较为广泛。尤其是灶心土本身也具有"温中和胃、涩肠止泻"的作用，被大量用于脾湿泄泻之证的治疗。《医学入门》中也有"泻胃火生用，补胃虚土炒"的记载。然而，目前受人们生产生活方式改变的影响，灶心土的来源受到了限制，因而该炮制品也逐渐淡出了历史的舞台，麸炒白术逐渐成为目前中医临床常用的炮制品。

（二）白术麸炒前后药效作用差异的研究

按照上述中医理论，白术麸炒后"燥湿"作用减弱而"健脾"作用增强。那么，白术在炮制过程中功效的改变又对应着怎样的药效作用改变呢？有学者分别从白术麸炒前后"燥湿"与"健脾"、复方配伍及主要活性成分的药代动力学行为等方面进行了研究。

1. 白术麸炒前后"燥湿"作用的研究　白术生品多用于治疗水湿内停的痰饮、水肿、风湿痹痛等症。考虑到上述疾病在临床上均具有一定的炎症反应症状，有学者对白术麸炒前后的抗炎作用进行了研究。研究者在体外试验中采用小鼠脾细胞诱导和小鼠单核巨噬细胞（Raw264.7）增殖实验考察了生制品白术含药学清对免疫细胞增殖情况的影响，结果发现，白术不同浓度的生品、麸炒品含药血清均具有促进小鼠T、B淋巴细胞增殖的作用，随着血清浓度的升高，其促进作用亦增强。每一个浓度内血清不同组间的作用不同，生品、麸炒品血清的作用明显强于空白血清，生品组的作用也高于制品组。另外，白术生品、麸炒品含药血清还均可显著抑制脂多糖（lipopolysaccharide，LPS）刺激的Raw264.7细胞增殖，并且随含药血清浓度的增加，该抑制作用也增强。中性红吞噬实验结果也表明，白术生品、麸炒品含药血清可显著促进Raw264.7细胞的吞噬作用。比较白术生品、麸炒品含药血清对LPS诱导的Raw264.7中炎症因子分泌情况的影响，结果显示，3个浓度的白术生品、麸炒品含药血清对LPS刺激的Raw264.7细胞中炎症因子一氧化氮（NO）、前列腺素 E_2（prostaglaglandin，PGE_2）、

TNF-α、干扰素γ、IL-1β及IL-6的分泌也均具有一定的抑制作用，且白术的作用强于麸炒白术。由此可见，上述研究从细胞研究的层面解析了白术抗炎作用的部分机制，并初步体现出生品白术对于炎症治疗的优势。

实际上，体内药效学研究也证实了白术生品及麸炒品对角叉菜胶致足肿胀和醋酸致腹膜炎症模型的小鼠具有治疗作用，体现了白术生制品在抗炎方面的作用。为了更好地探讨白术"利湿"作用与抗炎作用的相关性，有研究者结合2,4,6-三硝基苯磺酸的化学刺激和"脾湿中阻"症致病的环境及饮食因素，建立了大鼠溃疡性结肠炎的整体动物模型，并比较了白术和麸炒白术对模型大鼠饮食、饮水和体重等一般生理体征以及结肠黏膜损伤的影响；同时，考察大鼠血清中与水液代谢相关的抗利尿激素（antidiaretic hormone，ADH）及与氧自由基清除功能相关的表皮生长因子（epidermal growth factor，EGF）、SOD、MDA；与炎症相关的TNF-α、IL-6、IL-8水平的变化情况来考察白术、麸炒白术对"脾湿"症的治疗机制。结果发现，白术生品、麸炒品混悬液对"脾湿中阻"型溃疡性结肠炎模型大鼠的疾病活动指数及结肠损伤程度均具有改善作用。病理切片经苏木精-伊红染色观察结果也显示，白术生品、麸炒品组均具有在不同程度上修复黏膜上皮移行的作用。白术生品、麸炒品在上述作用中虽无显著性差异，但白术的作用会略优于麸炒品。此外，白术生品、麸炒品混悬液还可降低模型大鼠血清中升高的ADH水平，降低模型大鼠血清中MDA含量，升高血清中EGF和SOD的含量，白术生制品间虽未见显著性差异，但白术的调节作用略强于麸炒白术。而在对炎症因子水平的调节上，白术生品、麸炒品混悬液也均可降低模型大鼠血清中TNF-α、IL-6及IL-8的水平。生制品间虽未见显著性差异，但白术的调节作用略强于麸炒白术。通过上述的体内研究也证明了白术的"燥湿"作用与抗炎作用间具有一定的关联性。同时，考虑白术与麸炒白术间的作用差别也体现出了临床使用生品白术来"燥湿"的合理性。

2. 白术麸炒前后"健脾"作用的研究　白术作为"脾脏第一要药"，生品以燥湿健脾见长，多用于脾虚食少、腹胀泄泻等症；麸炒后益气健脾作用增强，多用于脾胃不和、运化失常的食少胀满、倦怠乏力、表虚自汗等症。考虑到白术麸炒前后的功效作用主要针对脾胃功能。有学者对白术麸炒前后的"健脾"作用进行了研究，如在体外试验中选择了大鼠小肠上皮细胞6（intestinal epithelial cell 6，IEC-6）为模型，考察了白术、麸炒白术含药血清对其增殖和营养物质吸收能力的影响，从细胞层面分析白术生制品改善胃肠功能作用的分子机制，结果发现，白术、麸炒白术含药血清均能促进IEC-6细胞的增殖，且随血清浓度的增加，生制品血清促进细胞增殖的能力也增强。同一浓度内部生制品血清比较具有显著性差异，麸炒品的作用优于生品。此外，白术、麸炒白术含药血清均可促进IEC-6细胞对葡萄糖的吸收，提高细胞中碱性磷酸酶的活性，且这种促进（或提高）作用具有一定的量效依赖。同一浓度内部生制品血清比较均具有显著性差异，麸炒品的作用优于生品。该结果也从细胞层面解析了白术"健脾"作用的部分机制，并初步体现出麸炒白术在健脾方面的优势。

体内药效学研究方面，有研究者通过大黄灌胃建立小鼠及大鼠"脾虚"模型，并考察白术生制品对模型小鼠的胃排空能力以及模型大鼠血清中胃动素（motilin，MTL）、血管活性肠肽（vasoactive intestinal peptide，VIP）、GAS、SST这四类胃肠激素及NO和胆碱酯酶（choline esterase，CHE）这两种与胃肠运动相关的神经递质水平的影响。结果发现，白术生品、麸炒白术混悬液均可显著增强脾虚模型小鼠的胃排空能力，降低模型小鼠的腹泻指数。二者间虽无显著性差异，但麸炒白术的作用略优于生品。另外，从白术生品和麸炒白术混悬液对大黄致"脾虚"模型大鼠胃肠激素表达水平影响的研究中也发现，白术生品和麸炒白术均可以显著提高模型大鼠血清中GAS和P物质（substance P，SP）的含量，降低血浆中VIP和血清中SST的含量，二者间虽无显著性差异，但麸炒白术的作用略优于生品。此外，白术生品和麸炒白术混悬液对大黄致"脾虚"模型大鼠神经递质表达水平影响的结果显示，白术生品和麸炒白术均可以显著升高模型大鼠血清中NO和CHE的含量，二者间虽无显著性差异，但麸炒白术的作用略优于生品。同时，由于我国学者在"脾虚"的动物模型方面建立了不同的经典模型。有研究者还比较研究了白术生品及其麸炒白术混悬液对利血平致"脾虚"模型小鼠的肠推进、胃排空、腹泻指数、脾指数的影响，结果发现，白术生品及其麸炒白术均可改善模型动物异常的肠推进、胃排空、腹泻指数及脾指数情况，且麸炒白术的作用要优于白术生品。还有研究者比较了白术生制品水提液对利血平致脾虚模型动物体内的胃肠激素，SST、GAS、VIP、SP及神经递质，CHE、NO含量的影响，结果发现，白术生品及其麸炒白术均能升高模型动物血清中GAS、SP含量，降低模型动物血清中VIP含量，麸炒白术组的作用优于生白术组。由于利血平和大黄的造模机制不同，所以模型组中SST、CHE、NO的含量与灌胃大黄模型不同，经过白术生品及其麸炒白术的治疗，情况均得到明显改善，且麸炒白术组的作用优于生白术组。通过上述的体内研究证实了白术生品"健脾"的作用与调节疾病状态下的胃肠激素和神经递质水平具有关联性。同时，这种白术生品与麸炒白术间的药效作用差别也证明了临床使用麸炒白术用于"健脾"的合理性。

3. 白术麸炒前后对复方药效作用影响差异的研究　中药复方配伍和炮制是中医临床用药的特色，为了更好地比较白术麸炒前后药效作用的差异，有研究选取了枳术丸和白术茯苓汤两个经典方剂，将生白术、麸炒白术同时纳入方中进行研究，通过比较生、熟饮片互换后药效作用的变化情况，从复方应用角度阐释白术生熟饮片配伍作用的异同，进而为临床用药提供科学依据。

首先，通过比较生白术、麸炒白术所制枳术丸对"脾虚食积"小鼠的小肠推进和胃排空功能以及脾虚食积大鼠血清中SST、GAS、CHE、NO含量的影响，结果发现，生白术、麸炒白术所制枳术丸对脾虚食积模型小鼠的小肠推进和胃排空功能均能产生明显作用，并且麸炒白术制枳术丸能更显著地提高脾虚食积大鼠血清胃泌素及胆碱酯酶的水平，降低血清SST的水平；生白术、麸炒白术所制枳术丸均能显著降低模型动物血清中NO的水平，但二者比较无显著性差异。另外，通过比较生白术、麸炒白术所制枳术丸对功能性消化不良大鼠的体质量、胃排空率、肠推动率以及血清中神经递质NO、5-羟色胺、皮质醇、VIP及胃肠激素降钙素基因相关肽、胆囊收缩素、酪酪肽含量的影响，结果发现，生白术、麸炒白术制枳术丸均可显著提高FD大鼠的体质量、胃排空率、肠推动率，调整模型动物血清中神经递质及胃肠激素的水平，并且麸炒白术制枳术丸的作用稍强于生白术制枳术丸。此外，通过比较生白术、麸炒白术所制白术茯苓汤对"湿困脾阻"模型大鼠血清中钠-钾ATP酶（Na^+-K^+-ATP酶）、VIP、神经降压素、SP含量的影响，结果发现，生白术制白术茯苓汤能显著提高"湿困脾阻"大鼠血清中Na^+-K^+-ATP酶的水平，同时，能显著降低神经降压素及VIP的水平，而麸炒白术制白术茯苓汤对三者均无显著性作用；生白术、麸炒白术所制白术茯苓汤对于模型大鼠血清中升高的P物质水平均无显著性作用。通过上述的研究证明了原方中生麸炒白术选择的合理性（枳术丸原方为麸枳实配伍麸白术，白术茯苓汤原方中使用生白术）。

由上可见，无论是单味药还是复方药，白术"燥湿健脾"的功效与其抗炎、调节胃肠激素及神经递质水平间具有一定的关联。白术麸炒的过程中抗炎作用降低，而对胃肠功能的调节作用增强，这也与以生白术"祛湿"、麸白术"健脾"的临床应用相一致。

三、白术麸炒的炮制工艺及原理研究

白术始载于《神农本草经》，被列为上品，但直到唐代孙思邈《千金翼方》中才出现"熬令变色"及"熬黄"的记载，这应该也是最早记载的白术炮制方法。此后，宋代出现了土煮、土蒸、醋浸、炮黄、剉碎炒黄、炒焦、煨、焙等大量的炮制方法。同时，在这一时期也出现了最早关于麸炒法的记载，《圣济总录》中首次记载了"剉、麸炒"；《外科精要》亦有"麸炒"；《医便》中更是将此方法详细进行叙述，"砂锅内隔纸以麸皮拌炒，须不停手搅，以闻药味香、无面气为度，去麸不用，为细末"。至明清时期，中药炮制技术得到了快速发展，出现了将蜜水、酒、枳实水煎液、香附水煎液、陈皮水煎液等液体辅料用于白术炮制的方法，并增加了米上蒸、盐水炒、制炭等多种新的炮制方法（表3-1）。然而，仅有麸炒、土炒、炒焦和米炒几种炮制方法流传至今。其中，又仅有麸炒法被《中华人民共和国药典》收载为白术的法定炮制方法。因此，为了保证麸炒白术的质量及临床疗效，我国学者对麸炒白术的炮制工艺及原理进行了大量的研究。

表3-1 白术炮制历史沿革表

朝代	炮制方法	出处	备注
唐	洗净，捣取汁；切	《备急千金要方》	首载炮制方法
	熬，令变色；削去皮，炭火急炙令热；熬黄；切	《千金翼方》	始现炒法
	土炒	《外台秘要方》	始现土炒法
宋	剉，微炒；捣碎；微炒；生姜二两，同捣令烂，慢火炒，令黄色	《太平圣惠方》	始现姜炙法
	去蒂，去皮	《伤寒总病论》	—

续　表

朝代	炮制方法	出处	备注
	锉，炒；炮；锉，焙；米泔浸三日，每日换泔，取出焙干，微炒；灰炒；；米泔浸，细锉，焙干，微炒；切炒；米泔浸一宿，锉，炒令黄；锉，麸炒；椎碎，用浆水煮半日，焙干；炒令黄色；微煨；炒令紫色；糯米泔浸三日醋浸一宿，炒；锉，炮；炒令香	《圣济总录》	始现米泔水制始现麸炒法始现醋炙法
	米泔浸一宿，洗净，炮，黄色；细剉，微炒黄色；剉碎，炒黄；米泔浸一宿，焙干；米泔浸，切作片子，以麸炒，令黄色	《博济方》	—
	炒；细剉	《全生指迷方》	—
	橘汁制	《小儿卫生总微论方》	始现橘汁制
	米泔浸一宿，切，麸炒黄色	《苏沈良方》	—
	剉，炒黄	《产育宝庆方》	—
	炮；微炒	《普济本事方》	—
	米泔浸一宿，切，焙干微炒；去芦；锉，炒；煨；焙锉，洗；泔浸一宿，微炒	《太平惠民和剂局方》	—
	用米泔浸一宿	《证类本草》	—
	米泔浸一宿	《洪氏集验方》	—
	剉细，去芦洗净，剉，焙	《传信适用方》	—
	用米泔浸半日，剉到小指头大方块，焙干，再用麦麸炒至黄色，不得伤火，去麸，将白术剉用	《集验背疽方》	—
	炒	《妇人大全良方》	—
	泔浸；炒；泔浸，土炒；泔洗，剉，土炒；土炒	《仁斋直指方》	—
	焙	《产宝诸方》	—
	煨	《急救仙方》	始现煨法
	麸炒；泔浸一宿，切，焙干	《医垒元戎》	—
	微炒；炮；米泔水浸一宿，切作片子，焙干	《寿亲养老新书》	—
	细锉，以一合绿豆炒香，去绿豆	《卫生家宝方》	始现绿豆炒法
	姜汁炒，再用面炒	《陈素庵妇科补解》	—
	面炒	《幼幼新书》	始现面炒法
	炙；炒；去油，略炒；去芦，炒	《世医得效方》	—
元	捣碎；微炒黄	《卫生宝鉴》	—

续　表

朝代	炮制方法	出处	备注
明	锉；去芦，炒；焙；锉，炒；锉碎，炒黄；去土，面炒；炮黄；米泔浸一宿，锉炒；锉碎，炒；米泔浸一宿，锉碎，炒；煨；米泔浸一宿，去皮，切焙；锉，焙；米泔浸三日，每日换泔，取出焙干，微炒；土炒；煨，锉；炒令紫色；米泔浸半日，切焙，麸炒黄；黄土炒；酒浸一宿，微炒；细锉，一合绿豆炒，去豆	《普济方》	—
	煨；米泔浸，炒	《奇效良方》	—
	煨	《医方选要》	—
	酒白术	《外科理例》	始现酒炙法
	无油者，面炒	《扶寿精方》	—
	四两，分作四份，一份用黄芪同炒，一份用石斛同炒，一份用牡蛎蚜同炒，一份用麸皮同炒	《丹溪心法》	始现药汁制
	咀后人乳汁润之；润过陈壁土和炒；取向东陈年壁土研细，和炒褐色，筛去土用之	《本草蒙筌》	—
	黄壁土炒过，去土	《本草纲目》	—
	白者去梗，切，炒；去梗，泔浸，土炒；麸炒	《仁术便览》	—
	黄土炒；锉	《证治准绳》	—
	麸皮炒；壁土炒；米泔浸一宿，麸炒	《万氏家抄济世良方》	—
	去芦，以米泔浸一宿，切片，用东壁土拌；以乳汁浸	《本草原始》	始现乳汁制
	盐水炒	《寿世保元》	始现盐炙法
	秔米糠衣拌炒；切片，以人乳汁润之；陈壁土炒；於白术，土拌炒	《本草汇言》	始现米糠拌炒
	米泔浸去油者，山黄土裹，蒸晒九次，洗净去皮，切片晒干	《炮炙大法》	—
	米泔水浸半日，土蒸切片，蜜水拌匀，炒令褐色	《本草征要》	始现蜜炙法
	土炒	《绛雪丹书》	—
	人乳润之；米泔浸透，次以山黄土拌蒸九次，晒九次	《本草乘雅半偈》	—
	用酥油炒三两，土炒二两	《古今医鉴》	—
	麻黄根汁浸透炒	《药鉴》	始现麻黄制
清	水煮烂成饼，晒干用；炒；苍术煮白术，去苍术用	《本草汇笺》	始现苍术制
	枳实炒或香附炒	《本草述》	始现枳实炒或香附炒

续　表

朝代	炮制方法	出处	备注
	咀片，米泔浸之；陈东壁土蒸之；蜜水炒之；姜汁焙之；乳汁润之	《本草汇》	—
	乳汁润之；陈壁土炒	《本草择要纲目》	—
	糯米泔浸；陈壁土炒；蜜水炒；人乳拌用	《本草备要》	—
	饭上蒸；蜜水拌蒸；姜汁拌晒；土炒；炒；生用	《本经逢原》	—
	生用；炒焦；制熟；炒黑	《药性切用》	—
	泔浸，切片，盘盛，隔布，上下铺湿米，蒸至米烂，晒干用	《长沙药解》	—
	糯米泔浸；陈壁土炒；蜜水炒；人乳拌用；炒黄	《本草从新》	—
	陈壁土拌炒；米泔浸炒；蜜水拌炒；枳壳汁炒；乳拌蒸熟；姜汁炒；麸皮拌炒；苍术拌炒；炒黑	《得配本草》	—
	白术泔水浸三昼夜，洗净浮皮，蒸晒十次，有脂沾手为度，切片熬膏，於术酒浸，九蒸九晒；於术四两，分四制，一两黄芪煎汁炒，一两牡蛎粉炒，一两麸皮汤炒，一两石斛汤炒	《本草纲目拾遗》	—
	附子一两，入生姜四两，用醋煮十数沸，焙干	《奇效良方》	—
	用橘皮五钱，煮汁收入，去橘皮；蜜水拌蒸	《张氏医通》	—
	米泔浸；壁土拌炒；蜜水炒；人乳拌用；麸皮拌炒	《本草求真》	—
	陈壁土炒，或人乳拌蒸，糯米泔浸	《本草害利》	—
	糯米泔浸；土炒；蜜水炒，人乳拌	《本草撮要》	—
	蜜炙；土炒	《本草便读》	—

（一）白术麸炒的炮制工艺研究

白术麸炒的工艺并不复杂，即将炒制容器加热到撒入麦麸即刻烟起的程度，随即加入一定量的麦麸与白术，翻炒至饮片表面金黄色，麦麸焦黑色，有香气溢出，取出，筛去麦麸，放凉。但是，上述有关麸炒白术的炮制工艺表述相对含糊，缺乏具体操作细则及可量化的评价指标，并且白术麸炒的时间短，炒制过程中烟气大，饮片的颜色变化难以观察，这些都使麸炒白术饮片的适度程度难以把握，仅能依靠操作者的主观经验进行判断。因此，为了保证麸炒白术的科学性和规范性，研究者开展了一系列的麸炒白术炮制工艺优化研究。

　　按照现代饮片工艺优化的要求，麸炒白术可优化的工艺参数包括炒制温度、炒制时间及辅料麦麸用量等。关于辅料麦麸本身也涉及较多影响因素。有学者采用直观比较和HPLC，观察不同粒径、水分的麦麸及蜜麸炮制对白术的外观性状和主要活性成分苍术酮、白术内酯Ⅰ、白术内酯Ⅱ、白术内酯Ⅲ含量的影响。结果发现，麦麸粒径越小、含水量越高，麸炒白术的外观性状越差，有效成分的含量越低；而蜜麸炒的白术外观色泽更佳，且有效成分含量更高。但是，采用蜜麸来炒白术，既增加了麸炒白术的工序和成本，又没有明确的证据表明可以提高饮片的临床疗效。因此，究竟采用何种麦麸来炮制白术仍值得深入研究。此外，关于麸炒白术工艺优化过程中指标成分的选择对于麸炒白术工艺优选的结果也有较大影响。白术中主要含有挥发油、多烯炔、苷类、糖类、氨基酸等成分。关于麸炒白术中专属性化学成分的研究却并没有实质性的进展，仍是以倍半萜内酯类成分为主。因此，在麸炒白术工艺优化的过程中也一直没有选择出合理的指标。例如，有学者以水溶性浸出物含量、醇溶性浸出物含量、挥发油含量为指标，选择辅料用量、加热温度、加热时间3个因素，用正交实验法结合多指标综合加权评分法，对麸炒白术的炮制工艺进行了优选，确定了麸炒白术最佳炮制工艺为辅料用量为饮片量的10%，加热温度150℃，炒制时间5分钟。有研究者以水溶性浸出物、醇溶性浸出物及白术内酯Ⅲ的含量作为指标，对麸炒白术的炮制工艺进行优化，确定麸炒白术的最佳炮制工艺为锅内空间温度140～180℃，锅底温度300～340℃，炒制时间5分钟，辅料用量为饮片量的10%。有学者以麸炒白术饮片的外观性状评分和白术内酯Ⅰ、白术内酯Ⅱ、白术内酯Ⅲ的含量为指标，采用正交试验法结合多指标综合加权评分法来对麸炒白术的炮制工艺进行优化，确定麸炒白术的最佳炮制工艺为辅料用量为饮片量的10%，投料温度300℃，炒制时间2.5分钟。伴随麸炒白术炮制理论研究的深入，有研究者将白术内酯Ⅰ、Ⅲ与苍术酮间相互转化的关系考虑进来，以苍术酮和白术内酯Ⅰ，白术内酯Ⅱ和白术内酯Ⅲ的含量为指标，以正交实验的方法来对麸炒白术的炮制工艺进行优化，确定麸炒白术的最佳炮制工艺为炒制温度170℃，炒制时间2分钟，辅料用量为饮片量的10%。还有对于蜜麸炒白术的工艺优化研究，有学者以白术内酯Ⅰ、白术内酯Ⅱ、白术内酯Ⅲ、苍术素和浸出物质量分数和浸出物得率为考察指标，采用正交试验和多指标综合加权评分法，对蜜麸炒白术的工艺进行了优化，确定了蜜麸炒白术的最佳炮制工艺为炒制温度270℃，炒制时间21分钟，辅料用量为饮片量的10%。有研究者以白术内酯Ⅰ、白术内酯Ⅲ及水浸出物含量的总评"归一值"为因变量，采用星点设计-效应面法优选蜜麸炒白术的炮制工艺，确定了蜜麸炒白术的最佳炮制工艺为：蜜麸用量55.8%，炒制温度261℃，炒制时间3.4分钟。

由上可见，在麸炒白术工艺优化研究过程中所选择的指标成分，先后经历了由醇溶性浸出物、水溶性浸出物及挥发油等总成分为指标，到以白术内酯Ⅰ、白术内酯Ⅱ、白术内酯Ⅲ等单体物质为指标的过程。但是，白术内酯类成分在白术中的总含量不足千分之一，以其为指标能否具有指导意义仍存在争议。有学者尝试以生物活性为指标，进行白术炮制工艺的评价。有研究者采用豚鼠离体肠肌实验，观察白术炮制前后对离体肠肌张力及幅度变化的影响，并与阿托品的作用进行比较，结果发现，生白术醇提物及麸炒白术醇提物对离体肠肌具有抑制作用，且麸炒后抑制作用增强；生白术醇提物及麸炒白术醇提物对乙酰胆碱所致的肠肌兴奋具有显著的抑制作用，麸炒后该作用增强。

但是，上述麸炒白术炮制工艺的研究大都在实验室进行。近年来，为了使所优化的炮制工艺更具有实践指导意义，麸炒白术工艺的优化逐渐放大到中试规模。有学者以白术饮片外观性状、白术内酯（Ⅰ+Ⅲ）和醇溶性浸出物含量为考察指标，采用正交试验法和多指标综合加权评分法，对麸炒白术的中试工艺进行了优化，并增加了炒制转数这项大生产参数。然而，仅有这些结果对工业生产的指导性仍不足。因此，关于麸炒白术的炮制工艺优化仍有待进一步系统、全面的探究。这既有赖于对麸炒白术中活性成分进行深入的分析，也需要在工艺优化的过程中综合生产实际情况，全面优化麸炒白术的工艺参数，以实现麸炒白术生产的工业化和产业化。

（二）白术麸炒的炮制作用及原理研究

白术的炮制方法始于唐代，经宋代快速发展，至明清时期达到巅峰。各种炮制方法的作用大体可概括为"补中气生用，燥脾胃陈壁土拌炒，乳制润燥，和胃米泔浸炒，理气枳壳汁炒，去滞姜汁炒，除胀麸皮拌炒，去水苍术拌炒，治泻痢，炒黑存性"。关于麸制的作用，明代《本草蒙筌》有"麦麸皮制抑酷性而勿伤上膈"的记载，清代《本草备要》有"麸制，曲制抑酷性勿伤上膈"的论述，这些为麸炒白术可以增强"消食除胀"的功效提供了理论依据。

目前，麸炒白术作为2020年版《中华人民共和国药典》中规定的白术法定炮制方法。中医普遍认为，白术生品性燥，经麸炒，可借麸入中，以增强饮片健脾消食、和胃的作用。关于白术的燥性，中医认为"燥胜则干"，有研究者通过白术生、麸炒品对Wistar大鼠饮水量及排尿量影响的实验发现，生白术可以增加大鼠的饮水量及排尿量，表现出与传统理论相符的"燥湿利水"功效。有学者通过研究发现，白术挥发油中的苍术酮可明显地抑制家兔唾液腺分泌，增加小白鼠饮水量，提示苍术酮可能是白术燥性成分之一。研究者通过给脾虚模型大鼠长期灌胃白术水煎液，发现白术的燥性副作用又与动物体内的环腺苷酸/环鸟苷酸和Na^+-K^+-ATP酶活性有关。有研究者采用淀粉酶比色法分析了白术内酯Ⅰ、白术内酯Ⅲ对唾液淀粉酶活性的影响，结果发现白术内酯Ⅰ具有增强唾液淀粉酶活性的作用，而白术内酯Ⅲ无明显作用；采用大黄致大鼠脾虚泄泻模型，以木糖含量及尿淀粉酶活性为指标，观察白术内酯Ⅰ、白术内酯Ⅲ对胃肠道消化吸收的影响，结果发现白术内酯Ⅰ具有增强尿淀粉酶活性以及提高脾虚大鼠胃肠道消化吸收功能的作用。上述结果提示白术内酯类成分是白术健脾的有效成分。

有研究表明，白术经过麸炒后，燥性成分苍术酮含量降低，以白术内酯Ⅰ、白术内酯Ⅱ、白术内酯Ⅲ等为代表的健脾成分含量升高，相关反应机制在前面已经提到。正是基于上述研究，辽宁中医药大学贾天柱教授将白术麸炒的炮制原理归纳为"减酮减燥，增酯增效"，即白术通过炮制可降低燥性成分苍术酮的含量，还可增加内酯类成分含量，从而增强饮片的"健脾"作用。为了进一步验证该理论的科学性，有研究者采用超高效液相色谱串联四级杆飞行时间质谱结合多元统计分析的方法，建立了白术、麸炒白术的化学成分图谱，并对白术生品与麸炒品的化学成分以及差异性成分进行研究，确定了包括白术内酯Ⅰ、白术内酯Ⅱ、白术内酯Ⅲ在内的7种化学成分是白术生、制品间的差异性标志物。有研究者还系统地分析了白术麸炒前后白术内酯Ⅰ、白术内酯Ⅱ、白术内酯Ⅲ及苍术酮含量变化的情况，并考察了白术生品、麸炒品对大鼠饮水量及尿量的影响以及对脾虚大鼠血清中SST、GAS、VIP、SP这4种胃肠激素和CHE、NO这2种神经递质含量的影响，结果发现，白术经麸炒后苍术酮含量显著降低，白术内酯Ⅰ、白术内酯Ⅱ、白术内酯Ⅲ含量均升高，其中以白术内酯Ⅰ的含量升高最为明显，从而再次验证了白术"减酮增酯"的炮制原理；而白术经麸炒后苍术酮含量下降极显著，大鼠饮水量减少，且利水作用较生品减弱，该结果再次验证了白术"减酮减燥"的炮制原理。可见，通过上述的研究进一步证实了白术"减酮减燥，增酯增效"理论的科学性与合理性。

近年来除了倍半萜类成分的研究，关于白术中多糖类成分、多烯炔类成分的化学及药效研究日益增多。有学者在研究中发现，白术多糖具有很好的健脾作用，也是白术发挥健脾作用的重要物质基础，白术麸炒过程中多糖含量的变化是引起麸炒白术品质变化的关键因素之一。这使解析麸炒白术的炮制机制有了更多的可能。有研究者采用大鼠灌胃生、制品白术后，对大鼠血液中白术内酯Ⅲ的代谢情况进行比较研究，结果发现，白术经麦麸炒制后，能改善白术内酯Ⅲ在体内的吸收、分布情况，促进白术内酯Ⅲ在脾、胃的吸收，减缓到达大小肠的时间，该结果从另一个角度对麸炒白术的炮制原理进行了解析。由此可见，随着科学技术水平的提高，人们对于白术生、制品的物质基础及药效作用研究将不断深入，这也会使麸炒白术的炮制原理更加系统与科学。

小结与展望

白术及其麸炒品因其确切的作用和疗效，被临床广泛应用于治疗脾胃系统的相关疾病。白术生品燥湿作用强，多用于痰饮、水肿等水湿内停之症；麸炒品健脾消食、和胃的作用增强，多用于食少胀满、倦怠乏力等症。作为"生燥熟补"的典型代表之一，关于麸炒白术的炮制原理研究具有很强的理论性和现实指导意义。但是，在对麸炒白术相关文献进行整理的过程中发现，有关白术炮制研究的文献占白术相关研究总文献数的比例极低（不足2%）。其中，麸炒白术相关研究文献数仅占白术炮制研究总文献数的20%。在对麸炒白术的相关专利进行梳理的过程中，检索得到的几百项专利中，仅有少数几项麸炒工艺以及围绕白术内酯转化的专利，其他专利多为使用麸炒白术作为组方的药味之一。可见，关于麸炒白术的理论研究明显不足。现有麸炒白术的研究成果多是建立在以倍半萜内酯类成分为物质基础的化学、药效、工艺及炮制原理研究。其中，尤以辽宁中医药大学贾天柱教授所提出的"减酮减燥，增酯增效"理论最具有代表性。但是，该理论仅涉及了白术中微量的倍半萜类成分，忽略了白术中其他大量的活性物质。考虑到白术中倍半萜内酯类成分的低含量以及中医"脾虚"症病机的复杂性。未来仍需要深入开展白术生制品的物质基础及相关药效作用机制的研究，以全面解析麸炒白术的炮制原理，从而为保障白术生制品饮片的质量及临床疗效提供坚实的理论基础。

（单国顺）

第四章

麸炒苍术的研究

麸炒苍术为菊科苍术属植物茅苍术 *Atractylodes lancea*（Thunb.）DC. 或北苍术 *Atractylodes chinensis*（DC.）Koidz. 干燥根茎的加工品。茅苍术又称为南苍术，主产于江苏、湖北、河南等地；北苍术以野生品为主，主要分布于东北、华北及山东、河南、陕西、宁夏回族自治区、甘肃等地。苍术在麸炒过程中可使挥发性成分的组成及含量发生明显改变，并促进糖类物质发生"美拉德"等化学反应，从而引起抗炎、抗氧化以及改善胃肠功能方面的作用发生变化，使麸炒苍术"燥性"降低，"健脾"的作用增强。作为临床常用的大宗中药，为了保证麸炒苍术的质量及临床疗效，近年来，研究者对麸炒苍术的炮制工艺及原理进行了大量研究。但是，目前关于苍术麸炒前后功效作用变化的物质基础以及相关药效机制仍存在争议，相关研究仍有待开展。

一、苍术麸炒过程中化学成分变化的研究

苍术中所含化学成分分为挥发性成分和非挥发性成分两大类。挥发性成分主要包括倍半萜及聚乙烯炔类成分。其中，倍半萜类成分如茅术醇、β-桉叶醇、苍术酮等；聚乙烯炔类成分如苍术素、苍术素醇、（4E,6E,12E)-十四癸三烯 -8,10- 二炔 -1,3- 二乙酸酯等。非挥发性成分主要为倍半萜苷类和多糖类，另外还有三萜类、甾体类、有机酸、氨基酸及脂类等。麸炒可使挥发性成分的总量降低，相应的组成及比例也会发生一定的变化；还可促进多糖类成分发生美拉德反应，从而改变饮片的颜色及气味。

（一）挥发性成分

茅苍术根茎含挥发油5%～9%，主要成分为苍术醇（Atractylol）、茅术醇（Hinesol）、β-桉叶醇（β-Eudesmol）等。北苍术根茎含挥发油1.5%，其主要成分为苍术醇、苍术酮（Atractylone）、茅术醇及桉叶醇等。研究表明，麸炒过程中加热和麦麸的作用可使苍术挥发油的组成、含量及比例发生变化。研究发现，苍术麸炒后挥发油的含量降低。有研究者考察了苍术麸炒前后挥发油部分薄层色谱的变化，结果显示，苍术麸炒后薄层色谱中大部分斑点的颜色变浅。有学者比较了麸炒法、清炒法、米泔水炙法和米泔水浸润法炮制苍术后挥发油含量的变化情况，结果苍术不同炮制品中挥发油含量均不同程度地降低，其降低程度为麸炒法＞清炒法＞米泔水炙法＞米泔水浸润法。但是，苍术四种炮制品挥发油的物理常数如密度、折光率和比旋度，与生品比较无明显差异。有研究者采用GC-MS技术对茅苍术及北苍术麸炒前后的超临界流体CO_2萃取物进行了分析，两种苍术经麸炒后，所含成分在质上变化不明显，但相对含量发生了变化，高沸点成分含量上升，低沸点成分含量下降，提示苍术炮制后某些成分发生了量变。有学者采用GC-MS技术从生苍术和麸炒苍术挥发油中分别分离、鉴定了35种和32种化合物。其中，苍术麸炒前后挥发油的组成变化不大，共有28种成分相同。但是，主要组分在含量上存在显著差异。生苍术中β-桉叶醇为主成分，其次是苍术酮、茅术醇，其相对含量分别为30.56%、20.84%和10.92%；麸炒苍术中茅术醇为主成分，其次是苍术酮、β-桉叶醇，其相对含量分别为39.93%、11.84%和11.34%。有研究者运用气相色谱和红外光谱技术，并结合热重法对比苍术麸炒前后的热解特性，发现苍术麸炒后挥发油发生较大改变。研究者采用GC-MS技术分析了苍术麸炒前后挥发油成分的变化，结果发现，苍术麸炒品总挥发油含量较生品显著降低，降低幅度达60%以上，而挥发油组分数目显著增多。麸炒后β-桉叶醇、茅术醇含量降低，9种成分无显著性差异，7种成分显著增高，另有新增成分7种。有研究发现，苍术麸炒后挥发油总含量显著降低，麸炒前后共有成分18种，新增成分7种。研究还发现10批不同来源的苍术麸炒后挥发油组分变化的标准差和标准误均小于炮制前，提示麸炒会影响苍术挥发油的组成，并导致不同来源苍术各挥发油组分含量趋于均衡。由此可见，麸炒对苍术挥发油组成的影响仍较复杂，尚待进一步的研究。

有研究采用气相色谱氢火焰离子化法考察了生品和麸炒茅苍术中β-桉叶醇及茅术醇含量的变化，结果发现，麸炒能够降低茅苍术中茅术醇和β-桉叶醇的含量。有研究发现，苍术麸炒后邻苯二甲酸二异丁酯的含量降低。有学者采用HPLC测定10个不同产地的苍术在麸炒前后白术内酯Ⅱ的含量，结果发现，苍术经麸炒后白术内酯Ⅱ的含量均有不同程度的下降。有研究者采用高压液相色谱法－二极管陈列检测器（high pressure chromatography-diode-arry detector，HPLC-DAD）法检测茅苍术麸炒前后三种聚乙烯炔类成分苍术素、苍术素醇及（4E,6E,12E）-十四癸三烯-8,10-二炔-1,3-二乙酸酯的含量，结果发现，茅苍术经麸炒后，三种聚乙烯炔类成分均发生了量的改变。其中，苍术素醇和苍术素的含量减少，而（4E,6E,12E）-十四癸三烯-8,10-二炔-1,3-二乙酸酯的含量增加。还有研究者采用HPLC测定了生苍术及麸炒苍术中倍半萜类成分苍术烯内酯丙、聚乙烯炔类成分（4E,6E,12E）-十四癸三烯-8,10-二炔-1,3-二乙酸酯的含量，却发现除个别药材之外，麸炒后这两种成分含量均低于生品。可见，麸炒确实对苍术的挥发性成分具有较大的影响。然而，苍术麸炒前后挥发性成分的变化情况还受药材来源及炮制工艺等因素的影响较大，相关研究仍有待完善。

（二）非挥发性成分

倍半萜或聚乙烯炔糖苷和多糖是苍术中主要的非挥发性成分，麸炒会降低苍术中糖苷及多糖类化合物的含量。有研究采用HPLC-ELSD法比较不同产地的茅苍术生品及麸炒品中苍术苷A的含量，结果发现，苍术经麸炒后苍术苷A的含量均有不同程度的下降。研究者采用苯酚－硫酸比色法测定了不同来源的苍术麸炒前后苍术多糖的含量变化情况，结果发现，苍术麸炒后苍术多糖的含量总体呈下降趋势，分析原因可能是苍术多糖在麸炒加热过程中发生了降解反应而致。研究者认为苍术麸炒过程中降解的单糖还可继续参与美拉德反应。其中，5-羟甲基糠醛就是美拉德反应的重要产物，其本身无色，聚合物为有色物质，色泽深浅与其含量相关，并具焦香气味，具有一定增强食欲的作用。5-羟甲基糠醛可由葡萄糖或果糖经加热分解脱水后生成，广泛存在于含有糖类物质的植物和食品中，一般炮制或加热后含量增加。有学者采用HPLC对生苍术和麸炒苍术的色谱图进行比较，并与对照品进行比对，确定了5-羟甲基糠醛是苍术麸炒后的主要增量成分；同时，测定了14个不同地区市售苍术片及自制麸炒苍术片中5-羟甲基糠醛的含量，结果发现，麸炒苍术中该成分的含量高于生苍术片2倍以上。还有研究者采用HPLC测定了生苍术及麸炒苍术中5-羟甲基糠醛的含量，结果其含量在麸炒后明显增加，增加量均达10倍以上。有学者通过模拟炮制研究还证实了苍术麸炒后5-羟甲基糠醛含量显著增加的主要原因就是麸炒过程中果糖的转化，提示美拉德反应在苍术麸炒过程中具有重要作用。

此外，麸炒对苍术所含的微量元素也具有较大影响。有研究者采用等离子体发射光谱法对苍术生品和麸炒品的32种微量元素进行了检测，结果在麸炒品中除铬和铂含量略有增加外，其余元素含量均有不同程度的降低，这也为解析苍术炮制后能够缓和药性，减少对胃的刺激性提供了新的思路。可见，麸炒对苍术非挥发性成分的影响也较明显。而苍术中尚含有三萜、有机酸和甾体类等其他类型的非挥发性成分，这些化合物在麸炒过程中的变化情况仍有待研究。

二、苍术麸炒前后临床应用及药效作用变化的研究

（一）苍术麸炒前后临床应用的差别

苍术在我国的药用历史悠久，早在《神农本草经》中就被列为上品。然而，秦汉时期并未将苍术与白术予以正确区分，二者合称为"术"，多存在混用的情况。苍术、白术之分始于魏晋南北朝，梁代陶弘景在其著作《本草经集注》中记载"术有两种，白术叶大有毛而作桠，根甜而少膏，可作丸散用；赤术（苍术）叶细无桠，根小苦而多膏，可作煎用"，自此苍术与白术二者区别应用。

中医认为，苍术，味甘、苦，性温，归脾、肾、肝经，具有燥湿健脾、祛风散寒、明目的功效，多用于湿阻中焦、脘腹胀满、泄泻、水肿、脚气痿躄、风湿痹痛、风寒感冒、夜盲、眼目昏涩等症。生品苍术，性偏辛温、苦燥，化湿和胃之力强，而且能走表祛风湿，多用于风湿痹痛、感冒夹湿、湿温发热、脚膝疼痛，常与独活、川芎、石膏、白芷、薏苡仁、黄

柏、细辛等配伍，如四妙丸、薏苡仁汤、白虎加苍术汤等。但是，苍术气味辛烈，易于耗气伤阴，常经炮制后入药。《本草纲目》有云"苍术性燥，故以糯米泔浸，去其油，切片焙干用。亦有用脂麻同炒，以制其燥者"。苍术经麸炒后，可使燥性有所缓和，醒脾之效增强，以健脾、燥中焦之湿作用为主，多用于脾胃不和、痰饮停滞、青盲、雀目、妇女带浊等症，常与白术、厚朴、炙甘草、陈皮、大枣等配伍，如平胃散、神术丸、二术散等。

苍术生品可芳香辟秽，具有除湿止泻之功；经麸炒后，苍术的燥性有所缓和，又借麦麸焦香之气，令醒脾之效增强，多用于脾胃不和诸证。在对古籍文献进行查阅的过程中发现，米泔制苍术在历代的应用情况更为广泛。米泔制苍术可借米泔水对苍术油脂的吸附作用，降低苍术的"燥性"，减少对脾胃的损伤，从而被大量用于脾湿泄泻之证的治疗。《本草蒙筌》中也有"米泔水制去燥性和中"的记载。然而，传统方法制备米泔水不易收集，制备工艺较繁琐且不可控，多以经验性为主，不利于大生产，因而该品种也逐渐淡出历史的舞台，麸炒苍术成为目前中医临床常用的炮制品。

（二）苍术麸炒前后药效作用差异的研究

按照上述中医理论，苍术麸炒后"燥性"降低，而"健脾"作用增强。那么，苍术的炮制又是怎样影响其药效作用呢？有学者对苍术"燥性"的历史沿革、麸炒前后"燥湿"和"健脾"的药效作用、复方配伍的机制以及主要活性成分的药代动力学行为等方面进行了系统的研究。

1. 苍术"燥性"历史沿革研究　事实上，关于苍术"燥性"的作用，古代便有详细的描述。明代《景岳全书》中关于苍术就有"味苦甘辛，性温而燥，气味俱厚，可升可降，阳也。用此者用其温散燥湿"的记载；清代《本草备要》中记载苍术"甘温辛烈，燥胃强脾，发汗除湿，能升发胃中阳气"；《本草分经》中记载苍术"苦温辛烈，燥胃强脾，发汗除湿"；《玉楸药解》中也有关于苍术的记载，"燥土利水，土燥而木荣也"。可见，苍术的温燥之性自古就得到公认，其温脾胃、燥脾湿的功效亦被古代医家推崇。

苍术的"燥性"过胜，临床应用还需注意其偏性。明代《药鉴》记载

"盖苍术乃辛散之剂，必有湿症湿邪者，方才可用，岂谓不分虚实而概用之乎。抑且虚闷者用之，则耗其气血，燥其津液，其虚火益动而俞闷矣"。《雷公炮制药性解》提到"俗医泥其燥而不常用，不知脾为脏主，所喜惟燥，未有脾气健而诸脏犹受其损者，独火炎土燥脾虚作闷者忌之，恐益其火也"。清代《本草便读》关于苍术的记载提到"燥湿强脾能发汗，燥散之性则有余，阴虚血燥者忌之"。《本草从新》有"苦温辛烈，燥胃强脾，燥结多汗者忌用"。《本草害利》有："辛温燥烈，大便燥结多汗者忌用"。《本草新编》有"以治气虚燥痰之中邪者，则苍术性燥，不燥以增乎。势必邪得燥而更甚，又何以祛邪哉，此所以治之而不效也"的论述。可见，古人对于苍术燥性所产生的副作用早已有很深的认识，苍术燥性强烈，仅有湿症湿邪的人方可使用，如果不分虚实，用在虚证的人身上，就会耗其气血，燥其津液，使虚火益盛，反而增加病情。

鉴于苍术的"燥性"过于偏胜，古人多采用炮制的方法来缓和其"燥性"。《本草纲目》中记载"苍术性燥，故以糯米泔浸去其油切片焙干用，以制其燥者"。《本草求真》中记载"苍术性燥，燥胜湿，故可以去热中之湿。同芝麻炒以制其燥"。《本草易读》中记载"米泔浸炒用，燥结者无用，以性燥也"。古人发现临床配伍的方式也能够缓和苍术的燥性。《本草撮要》中有"功专补脾燥湿，得山楂解术性之燥"的记载。《得配本草》中有"燥胃强脾，发汗除湿，得栀子，解术性之燥。白露后米泔水浸，置屋上晒露一月，转燥为清，能发散头风痰湿"的记载。可见，古人早就采用炮制和配伍的方式来减弱苍术的燥性，从而满足临床用药的需求。

2. 苍术麸炒前后"燥湿"作用的实验研究　苍术的生品辛温、苦燥，具有强烈的温燥之性，临床应用中常见有口干、便秘等副作用。有学者研究发现，健康大鼠长期给予高剂量生品苍术后出现明显的毛发干枯蓬松、眼部分泌物增多的现象，而且行为上经常抱团、嗜睡、精神萎靡不振，采食量也明显下降；并且短期灌胃生苍术后即出现全血黏度中有5个数值显著升高的现象。生苍术对大鼠肠道含水量影响明显，生苍术高剂量长期给药大鼠的小肠肠管含水量显著降低。短期给药也可令大肠肠管含水量显著降低，而长期给药的效果更为显著。苍术对大鼠颌下腺的影响与给药时间密切相关，长期给药后大鼠颌下腺指数显著升高；且生苍术可增加大鼠颌下腺中AQP1与AQP5的含量，效果与长期给药的阿托品类似。上述研究也充分体现了苍术的"燥性"作用，且麸炒苍术的上述作用不明显，表明麸炒可使苍术的"燥性"得以缓和。

中医认为，苍术生品燥湿健脾力胜，多用于湿阻中焦、脘腹胀满、泄泻、水肿等症。有研究以饮食不节、潮湿环境、强迫游泳方法建立"痰湿困脾"大鼠模型，并考察生苍术、麸炒苍术的药效作用，结果发现，生苍术、麸炒苍术均能使模型大鼠大肠肠管含水量下降，血清中 GAS 含量上升。但是，麸炒苍术在恢复消化道 AQP2 和 AQP3 含量以及血清 ADH 含量方面优于生苍术，这也从水液代谢的角度解析了苍术经麸炒后可以降低其燥性的机制。有学者采用饮食不节、潮湿环境、强迫游泳的方法建立"湿阻中焦"大鼠模型，并选择小肠推进率、血清 GAS 水平为健脾指标，选取日代谢尿量、尿液 AQP2 含量为燥湿指标，考察生苍术、麸炒苍术的药效作用，结果发现，麸炒苍术的"健脾"作用优于生苍术；而"燥湿"作用不及麸炒苍术，这也说明麸炒可以缓和苍术的燥性，并增强其"健脾"的作用。有研究者采用外湿困脾、饮食不节、劳倦过度的复合方式建立"湿盛困脾"的脾虚大鼠模型，并考察生苍术、麸炒苍术对模型大鼠的药效作用，结果发现，生苍术、麸炒苍术均对"湿盛困脾"脾虚大鼠具有良好的健脾和胃、调节胃肠道功能与分泌的作用，且麸炒苍术的作用显著优于生苍术；但是，"燥性"方面则表现为生苍术强于麸炒苍术。由此可见，苍术麸炒前后均可改善"湿阻中焦"大鼠的胃肠功能，但就"燥湿"的作用而言，仍以苍术的效果更佳。

有研究采用清除 DPPH 自由基、ABTS 自由基和铁离子还原/抗氧化能力测定法对生苍术及麸炒苍术的挥发油、石油醚、乙酸乙酯和正丁醇提取物进行了体外抗氧化活性考察，结果苍术麸炒后抗氧化活性显著降低，怀疑这也是苍术麸炒后"燥性"降低的原因之一。

由上可见，苍术的"燥性"与其影响健康或模型状态下机体的水液代谢及抗氧化作用有关。考虑到苍术与麸炒苍术间的作用差别也印证了临床使用生苍术以"燥湿"的合理性。

3. 苍术麸炒前后"健脾"作用的实验研究　苍术为临床常用中药，在我国有着悠久的使用历史。然而，苍术生品药性过于燥烈，所以临床使用常通过炮制来降低燥性。苍术经麸炒后，可使"醒脾"之效增强，而以健脾和燥中焦之湿的作用为主，多用于脾胃不和、痰饮停滞等症。现代药理研究表明，苍术虽具有广泛的生物学活性，但仍以治疗胃肠道疾病最为常用。因此，有学者对苍术麸炒前后的"健脾"作用进行了大量研究。有研究者采用LPS建立了人正常结肠上皮细胞炎症损伤模型，并考察了茅苍术生品和麸炒品挥发油的作用，结果发现，茅苍术生品和麸炒品挥发油均能提高人正常结肠上皮细胞的细胞活力；升高抑炎因子IL-4的水平，降低促炎因子IL-6、IL-1β和TNF-α的水平；且能够降低IL-6、IL-8和TNF-α mRNA的表达以及IL-6和IL-8的蛋白表达量，麸炒品的作用还优于生品。有研究者采用脂多糖诱导人结肠上皮细胞建立炎症损伤模型，并考察茅苍术生品和麸炒品挥发油的作用，结果发现，茅苍术生品及麸炒品挥发油均具有明显的体外抗结肠炎作用，且麸炒品的作用优于生品，其作用机制是通过调节IκB激酶/核因子-κB信号通路而发挥作用。有研究者采用连二亚硫酸钠诱导H9c2细胞缺氧/复氧损伤模型，并考察了生品和麸炒品茅苍术挥发油及水提物的抗氧化与抗凋亡活性，结果发现，茅苍术挥发油及水提物对缺氧/复氧损伤心肌细胞具有抗氧化和抗凋亡的作用，麸炒品作用优于生品。可见，上述研究从体外细胞实验的角度说明了苍术麸炒后健脾作用增强与抗炎、抗氧化等机制密切相关。

关于动物在体药效学研究方面，有学者分别以小鼠抗疲劳实验及大黄苦寒泻下法建立小鼠脾虚模型考察苍术生品和炮制品的健脾作用，结果发现，与苍术生品相比较，苍术麸炒后能显著提高健康小鼠负重游泳时间，并能明显提高脾虚小鼠的体重，改善其症状，抑制炭末在小肠中的推进率，减轻泄泻程度，而苍术生品的作用不明显。还有研究发现，苍术不同炮制品（麸炒品、泔浸品、泔浸炒）的水煎液都能显著延长健康大鼠负重游泳时间，改善模型大鼠脾虚的症状，增加大鼠的体重，减轻其腹泻程度，提示各炮制品均有较好的健脾作用，并尤以麸炒品作用更为明显。研究者还以大黄苦寒泻下法建立大鼠脾虚模型，并对苍术麸炒前后的健脾作用进行了研究，结果生苍术和麸炒苍术水煎液均能提高脾虚模型动物血清中GAS、D-木糖和淀粉酶的含量，降低血管活性肠肽的含量，显示出一定的健脾作用，在提高脾虚大鼠血清淀粉酶和D-木糖含量方面，麸炒品作用明显优于生品，结果有显著性差异；在改善脾虚大鼠血清GAS和血管活性肠肽含量方面，麸炒品与生品间则无显著性差异。有研究者采用灌胃小承气汤煎剂加饥饱失常法建立大鼠脾虚证模型，并比较了苍术麸炒前后对脾虚大鼠胃肠动力学的影响，结果发现，苍术提取物可从不同角度整体改善由于脾虚而导致的大鼠胃肠功能障碍，尤其对因脾虚而导致的胃肠功能紊乱有较好的调节和治疗作用，对因脾虚而导致的全身及局部免疫功能的低下状态也都有较好的调节和治疗作用，且麸炒苍术的上述作用优于生苍术。可见，苍术生、制品可以通过改善脾虚模型动物的脾虚症状，调整紊乱的胃肠激素水平以及全身和局部的免疫功能，从而发挥"健脾"的作用，且麸炒品的作用也强于生品，这也表明临床选择麸炒苍术用于治疗脾胃不和等症的合理性。

苍术的"健脾"作用还表现在对胃黏膜的保护作用。研究者通过灌胃小承气汤煎剂加饥饱失常法复制脾虚大鼠模型并给予生、制苍术提取物干预治疗，结果发现，苍术生、制品提取物均可降低脾虚证大鼠的胃黏膜损害，令损伤的黏膜组织得以保护和修复，从而使脾虚证大鼠的胃肠功能得以改善。生苍术和麸炒苍术还均能显著刺激EGF和三叶因子2（trefoil factor family 2，TFF_2）产物的生成和mRNA的表达，并且与给药浓度呈正相关。其中，麸炒苍术对胃溃疡的治疗效果比生苍术更为显著。有研究采用胃黏膜局部注射乙酸法诱导大鼠胃溃疡模型，并比较生、制茅苍术对模型动物的治疗效果，结果发现，茅苍术能够不同程度地减轻胃组织的损伤现象，改善胃肠激素紊乱的水平，且麸炒苍术的作用优于生品。此外，茅苍术还对模型大鼠具有明显的抗炎作用，麸炒后该作用增强，并且该作用主要是通过下调IL-6、IL-8、TNF-α和PGE_2的水平而实现。茅苍术还能够明显升高模型动物血清及胃组织中EGF和TFF_2的含量，上调胃组织中EGF和TFF_2 mRNA的表达和二者的蛋白表达量，麸炒品的作用优于生品。由此可见，对胃黏膜的保护也是苍术麸炒后"健脾"作用增强的重要机制之一。

通过上述研究表明，麸炒苍术的"健脾"作用与其抗炎、抗氧化、对脾虚状态下的胃肠激素水平和免疫功能的调整能力以及胃黏膜的保护作用增强密切相关。苍术与麸炒苍术间的作用差别也体现出了临床使用麸苍术用于"健脾"的合理性。

4. 苍术麸炒前后对复方药效作用影响差异的研究　中药复方配伍和炮制是中医临床用药的特色，为了更好地比较苍术麸炒前后的药效作用差异，有研究者选取了四妙丸和平胃散两个经典方剂，将生苍术、麸苍术同时纳入方中进行研究，比较生、熟饮片互换后药效作用的变化情况，从复方应用角度阐释苍术生制饮片配伍作用的异同，进而为临床用药提供科学依据。通过比较生苍术、麸炒苍术所制四妙丸对佐剂性关节炎模型大鼠体质量、足跖肿胀、脾脏指数、胸腺指数及血清IL-1β和NO等的影响，结果发现，2种四妙丸均可改善模型大鼠的体质量下降，并通过缓解大鼠足跖肿胀，保护免疫器官，减少炎症介质IL-1β、NO的释放等对佐剂性关节炎大鼠产生抗炎作用，且以生苍术入药的四妙丸的药效明显优于以麸炒苍术入药的四妙丸，证明了四妙丸选用生苍术入药的合理性与科学性。此外，通过比较生苍术、麸炒苍术所制平胃散对灌胃大黄造成脾虚模型大鼠的体质量、进食量及血清中VIP、NO、GAS、淀粉酶（amylase，AMS）、D-木糖等的影响，结果发现，2种平胃散均可改善模型大鼠的体质量及饮食量的下降，并通过改善血清中VIP、NO、GAS、AMS、D-木糖等胃肠激素的水平对脾虚大鼠产生治疗作用，且以麸炒苍术入药的平胃散的药效明显优于以生苍术入药的平胃散。有研究者比较了生苍术、麸炒苍术所制平胃散对湿困脾胃证模型小鼠小肠推进率、胃残留率及力竭游泳时间等的影响，结果发现，麸炒苍术入药的平胃散药效明显优于以生苍术入药的平胃散，这些都进一步证明了平胃散选用麸炒苍术入药的合理性与科学性。由上可见，复方应用中苍术"燥湿"力胜与其抗炎作用密切相关；麸炒后则对于胃肠功能及激素水平的调整作用增强，这也解析了传统上使用生苍术"祛湿"、麸苍术"健脾"的机制，并验证了其合理性。

三、麸炒苍术的炮制工艺及原理研究

苍术生品辛温、燥烈，对人体有一定的副作用。历代多通过炮制来缓和其偏性。本草典籍中记载苍术炮制方法有很多种，除净制、切制外，可归纳为加辅料和不加辅料两大类，即用麸、蜜、盐、酒、醋、米泔水、药汁、土、童便、姜、油、乳、糠等作为辅料的炮制方法，以及蒸、炒、焙、火炮、烘等不加辅料的炮制方法，共计五六十种。实际上，苍术的炮制始于唐代的《银海精微》中"浸"和"去皮法"，以及"炒微焦""炒微黄色""炒黄""炒枯"等不加辅料炮制方法。《仙授理伤续断秘方》首次记载了"醋煮七次"的醋制之法。宋代，苍术的炮制方法发展较快，并有了较多创新的炮制方法记载，如《重修政和经史证类备用本草》记载了

"米泔水浸炒"和"米泔水浸盐炒"的炮制方法;《圣济总录》记载了"麸炒熟"的麸炒方法;《校注妇人良方》记载了"土炒""土炒焦"的炮制方法。加辅料炮制方法中所用辅料除了酒、醋、米泔水、麸、土、姜汁、乳汁、盐、童便等一般辅料,还有用到木瓜、茴香、茱萸、猪苓等药汁,以此来改变药性和疗效。苍术的炮制方法在金元时期多为继承和改进前人之法,还增加了川楝子、川椒、补骨脂、陈皮等多种辅料的炮制方法。明代,中药炮制方面的理论及技术得到快速的发展,对苍术炮制目的的论述以及临床应用日趋成熟,如《本草纲目》有"苍术性燥,故以糯米泔浸,去其油,切片焙干用;亦有用脂麻同炒,以制其燥者"等初步之论述。清代,关于苍术的炮制理论和方法除沿用明代以外,在技术和品种方面也有了进一步的扩大,增加了九蒸九晒法、炒焦法和烘制等方法(表4-1)。近代以来,苍术的炮制方法则多为继承前人经验。全国各地的炮制规范中除了个别地区保留了土炒苍术、米泔水制之外,焦苍术、麸炒苍术为常用炮制方法;《中药炮制经验集成》根据地区沿用其炮制方法不同载有"炒黄""土炒""盐炒""炒焦"和"炒炭"等炮制方法。其中,上述炮制方法中仅有麸炒法被《中华人民共和国药典》收载为苍术的法定炮制方法。因此,为了保证麸炒苍术的质量及临床疗效,我国学者在麸炒苍术的炮制工艺及原理方面进行了大量的研究。具体情况如下。

表4-1 苍术炮制历史沿革

朝代	炮制方法	出处	备注
唐	浸炒;米泔浸去皮;米泔浸炒干	《银海精微》	首载炮制方法
	醋煮七次	《仙授理伤续断秘方》	始现醋制
宋	去粗皮;炒制	《伤寒总病论》	始现炒制
	洗净	《类证活人书》	—
	削去黑皮;杵去黑皮;铜刀刮去黑皮	《圣济总录》	—
	剉	《太平圣惠方》	—
	切片	《类证活人书》	—
	细切;米泔浸七日,逐日换泔,至日足取出,刮去黑皮,细切,入青盐一两同炒色黄,去盐	《小儿卫生总微论方》	始现米泔制

续 表

朝代	炮制方法	出处	备注
	削成小块子；干木瓜一两，好酒一升煮干；干木瓜一两，水一升，人盐二两，煮干；干木瓜一两，好醋一升煮干；干木瓜一两，水一升，川椒一两煮干	《类编朱氏集验医方》	始现酒制 始现醋制 始现药汁制
	糯米泔浸三日，逐日换水，去粗皮，切，焙用；八两米泔水浸一宿，洗去炒土，剉片，用葱白八两切片罨五宿，日干炒黄色	《太平惠民和剂局方》	—
	先用米汁浸，夏秋半日，春冬一日，洗净再用新汲水浸一宿	《校正集验背疽方》	—
	削去黑皮剉焙，与麦面同炒，宿，黄香熟去麸用	《重刊本草衍义》	始现麸炒
	米泔浸三日，洗净，晒干，再以米醋炒令香黄色	《圣济总录》	—
	泔浸三宿取出，洗净，晒干，再以大麻腐汁浸术上，会二寸许，入川椒二十一粒，葱白七根，煮黑油出，洗净，焙干；蒸烂	《三因极一病证方论》	—
	土炒	《校注妇人良方》	始现土炒
金	米泔水浸软，竹刀子刮去皮，切作片子，内一斤用椒三两去白炒黄，去椒；一斤盐三两炒黄，去盐；一斤好醋一升煮泣尽；一斤好酒一升煮令泣尽	《儒门事亲》	—
元	用茴香一两炒，令色黄，取术用；用茱萸一两炒，令色黄，取术用；用猪苓一两炒，令色黄，取术用；米泔浸一宿，去皮，切片，酒炒；用粟米泔浸过，竹切刮去皮，半斤童子小便浸，半斤无灰酒浸，童便浸二宿、切、晒；东流水浸十日，焙	《世医得效方》	—
	剉如豆大，泔浸三日，或焙或晒干，分作四处，一份用真乌头一两，去皮脐，切作片子，又用川楝子净肉一两，同苍术炒焦黄为度，一份用川椒去目一两，又用陈皮一两，破故纸一两，酒浸一宿，炒令干，于下苍术川椒同炒黄。一份用茴香净一两，青盐一两半，食盐炒半两，先下苍术炒熟，次下茴香等同炒黄色，一份用醇酒醋各一碗，浸苍术令自干炒燥；盐水浸一宿	《瑞竹堂经验方》	—
	酒浸三日，取出焙末干，用青盐一两炒黄，去盐不用	《丹溪心法》	—

续　表

朝代	炮制方法	出处	备注
明	细剉，先以油葱炒令赤泔葱；一斤，用米泔浸去皮，切作片，用生葱白一斤，切碎，加盐二两同炒苍术黄色为度，拣出葱不用；一斤，四两酒浸，四两醋浸，四两青盐水浸，冬五日，夏三日，如数分作四份，用椒一份炒，一份同破故纸炒，一份用黑牵牛一两炒，一份用茴香一两炒，右炒讫，除去拌药，只留苍术为末；四两，一两用茴香一两炒，一两用青盐一两炒，一两用茱萸一两炒，一两用猪苓一两炒，各炒令黄色，取末用；一斤，分四处，一份酒浸，一份童子小便浸，一份泔水浸，一份盐水浸，春五夏三秋五冬七日；一斤，四两酒浸，四两米泔浸，四两醋浸，各浸六日，将苍术和合作一处，自初伏一日为始，早晨朝东晒，日午南晒，至晚西晒，夜则露，天明放，至伏尽烧，苏起不晒，如遇天阴下雨收藏，至晴明日再晒；以好酒煮，去粗皮酒浸三日，焙干	《普济方》	—
	八两，二两盐水浸，二两米泔浸，二两醋浸，二两葱白	《增补万病回春》	—
	泔浸，牡蛎粉炒	《济阴纲目》	—
	米泔净洗极净	《炮炙大法》	—
	刮去皮，拌黑豆蒸引之，合水气也，又拌入乳透蒸，皆润之使更合于金气而不燥也，凡三次蒸时，须烘晒极干，气方透蜜；蜜酒拌蒸晒；用人乳汁炒三次	《先醒斋广笔记》	始现蜜制
	米泔浸三日，去粗皮研，芝麻拌蒸三次，以制其燥	《本草通玄》	—
	米泔浸透，更以陈壁土水浸润一二日，取出去皮晒干，切片，每术四两，先用脂麻六两，微火拌炒，以濡其燥，缓其曝，更用粳米糠衣四两，微火拌炒，则不染湿作矣	《本草乘雅半偈》	—
	土炒	《绛雪丹书》	—
	人乳润之；米泔浸透，次以山黄土拌蒸九次，晒九次	《本草乘雅半偈》	始现乳制
	去皮，炒	《鲁府禁方》	—
	坚者炮刮去皮；一斤，桑椹二斤取汁拌制，晒干	《景岳全书》	—
	姜汁炒	《奇效良方》	始现姜炙

朝代	炮制方法	出处	备注
	切片用真麻油浸一日夜，去油，晒干为末	《仁术便览》	始现油炙
	一斤，用大茴香四两同炒黄，去大茴香不用	《证治准绳》	—
	糠炒	《医宗必读》	—
清	泔浸去皮麻油拌	《温热暑疫全书》	—
	炒黄	《温热经纬》	—
	泔浸切片，盘盛，隔布上下铺湿米，蒸之米烂，晒干用	《玉楸药解》	—
	蜜水拌饭上蒸	《本经逢原》	—
	烘燥，勿令焦黑	《医方丛话》	—

（一）麸炒苍术的炮制工艺研究

苍术的炮制历史源远流长，炮制方法多种多样，均能去除部分挥发油成分，既降低了毒性，又保存了疗效。现代炮制方法由繁到简，由多种炮制方法共存到逐渐趋向统一的发展衍变过程，是在中医临床用药的实践中，优胜劣汰，衍变发展的必然结果。目前《中华人民共和国药典》仅收载了苍术、麸炒苍术两种炮制品。苍术麸炒的工艺并不复杂，即将炒制容器加热到撒入麦麸即刻烟起的程度，加入一定量的麦麸与苍术，翻炒至饮片表面深黄色，有香气溢出。但是，上述有关麸炒苍术的炮制工艺表述相对含糊，缺乏具体操作细则及可量化的评价指标。实际操作中，成品的颜色判断依靠主观经验；并且麸炒炮制的时间短，炒制过程中烟气大，药材的颜色变化难以观察，这些都使炮制品的适度程度难以把握。为了保证麸炒苍术的科学性和规范性，研究者开展了麸炒苍术的炮制工艺优化研究。按照现代工艺优化的要求，可优化的工艺参数包括炒制温度、炒制时间及辅料麦麸用量等。有研究以苍术素、β-桉叶醇以及5-羟甲基糠醛和外观性状的综合评分为指标，以炒制温度、炒制时间及辅料麦麸用量为考察因素，采用L9（3^4）正交试验法优选麸炒苍术的最优工艺为每1kg饮片用麸量为100g，炒制温度为200℃，炒制时间为80秒。有研究以苍术素、水溶性浸出物得率、醇溶性浸出物得率和外观评分的综合评分为评价指标，采用Box-Behnken响应面法考察炒制温度、炒制时间及辅料麦麸用量对麸炒苍术饮片质量的影响，并优选了麸炒苍术最佳炮制工艺为辅料量是药材量的10%，翻炒温度140℃，翻炒时间3分钟。考虑到饮片生产的实际情况，有研究者在工艺优化中增加了翻炒频率（转速），以适应中试放大的需求。有研究以多指标（挥发油、水溶性浸出物、醇溶性浸出物）综合分析，选择麸炒温度、麸炒时间、辅料用量及翻炒频率4个因素，采用L9（3^4）正交试验设计法，筛选麸炒苍术的最佳炮制工艺为每100g苍术加麦麸30g，150℃时投药，炒制5分钟，翻炒频率70次/分。有研究者以挥发油量、苍术素含量为评价指标，选择炒制温度、炒制时间、辅料用量及翻动次数4个因素，采用均匀设计法，优选麸炒苍术最佳工艺为每100g苍术加麦麸15g，炒制温度195℃，炒制时间5分钟，翻动次数65次/分。由上可见，研究者在进行麸炒苍术工艺优化研究过程中所选择的指标成分不同，也使优化得到的麸炒苍术最佳工艺各异。并且上述麸炒苍术炮制工艺的研究大都在实验室进行，虽增加了炒制频率（转数）这一因素，其结果对于工业生产的指导意义仍不足。关于麸炒苍术的炮制工艺优化仍有待于进一步系统、全面的探究。这既有赖于对麸炒苍术药效物质基础的系统研究，还需要在工艺优化的过程中综合实际生产情况，以实现炮制工艺参数的科学化和规范化。

（二）麸炒苍术的炮制原理研究

苍术是临床常用中药，由于其性辛温燥烈，易于耗气伤阴，故常炮制后入药。传统炮制理论认为苍术炮制后可去油以缓和燥性，减少副作用，并增强"健脾止泻"的作用。近代，为了进一步保证苍术生、制饮片的质量及临床疗效，我国学者围绕苍术麸炒前后的药效物质基础及相关作用机制进行了大量的研究工作。具体情况如下。

1. 苍术麸炒后"健脾"作用增强的药效物质基础研究　中药药效物质基础研究是中医药研究的重要组成部分，明确中药炮制前后药效物质基础的变化规律是解析中药炮制原理的关键，也是进行中药生、制饮片质量控制的基础。为了明确苍术麸炒后"健脾"作用增强的药效物质基础，研究者通过灌胃番泻叶水煎液复制脾虚模型，并给予麸炒苍术水、醇、二氯甲烷部位提取物干预治疗，结果发现，麸炒苍术三个部位的提取物都能显著改善由脾虚引起的腹泻、体重增长迟缓以及肠黏膜损伤。其中，在胃肠消化吸收功能改善上，麸炒苍术二氯甲烷提取部位的效果最好。有研究者采用灌胃番泻叶水煎液的方法制备大鼠脾虚模型，并考察麸炒苍术挥发油、二氯甲烷萃取物、正丁醇萃取物和多糖对脾虚大鼠体质量、血清GAS、血管活性肠肽、血清淀粉酶和D-木糖水平的影响，结果发现，除多糖无健脾作用外，麸炒苍术其余各部位健脾作用明显，并且健脾的活性部位主要为低极性成分。有学者通过研究也证实麸炒苍术与生苍术三氯甲烷萃取层均可提高湿阻中焦模型大鼠的小肠推进以及血清GAS水平，麸炒品比生品作用更为明显，提示苍术三氯甲烷萃取部位可能是苍术健脾有效部位，炮制后作用有所提高。有研究者采用湿阻中焦法建立脾虚大鼠模型，并给予苍术生品和麸炒品正丁醇提取物的50%乙醇部位干预治疗，结果发现，二者都可以改善脾虚引起的胃肠功能不足症状，并且麸炒品的药效优于生品；通过HPLC分析二者化学成分，发现苍术该部位在麸炒前后苍术苷A和β-胡萝卜苷含量存在显著差异，这可能是苍术麸炒增效的物质基础之一。有学者通过给大鼠灌胃番泻叶复制脾虚模型，并分别给予苍术中苍术素、β-桉叶油醇和5-羟甲基糠醛三种单体化合物干预治疗，结果发现，苍术中三种单体化合物对脾虚大鼠均有一定治疗效果，提示这三种化合物可能是苍术健脾作用的物质基础。有研究表明，苍术素单体对湿阻中焦模型大鼠胃肠道器质性的损害亦有很好的恢复作用，这种作用可能是通过对模型大鼠胃肠激素、免疫功能等方面的综合作用而实现；苍术素还对湿阻中焦证模型大鼠空肠 *VIPR2* 基因表达升高明显，胃窦部 *MTLR* 基因表达降低明显，说明苍术素能明显纠正 *VIPR2*、*MTLR* 基因水平的异常，这也表明苍术素是苍术麸炒后健脾作用增强的重要的成分之一。此外，5-HMF能够改善湿阻中焦模型大鼠胃肠激素及相关细胞因子的表达，从组织到细胞层次改善大鼠胃肠组织结构，说明5-HMF也是苍术麸炒后健脾作用增强的重要成分之一。由此可见，目前关于苍术麸炒后"健脾"作用增强的药效物质仍是以小极性部位为主，并且以5-HMF为代表的美拉德反应产物也为苍术炮制原理的研究提供了新的思路。

2. 苍术麸炒前后对主要药效物质代谢影响差异的研究　实际上，中药药效物质基础的吸收与代谢是中药产生生物效应的重要环节，也是中药炮制前后化学成分变化与药理药效变化之间关系的桥梁，更是深入阐述中药炮制机制的切入点之一。有研究者比较了大鼠灌胃给药生苍术和麸炒苍术后的入血成分，结果二者色谱图较为相似，但灌胃麸炒苍术的大鼠血清比灌胃生苍术的大鼠血清色谱图中多出现一个峰；并且灌胃给药麸炒苍术的大鼠血清中多个成分峰面积高于灌胃给药生苍术的大鼠血清中相应成分峰面积。研究者通过比较生苍术和麸炒苍术中主要成分白术内酯Ⅰ、白术内酯Ⅱ、白术内酯Ⅲ和苍术苷A的最大血药浓度，可知麸炒能够促进苍术中主要成分的吸收。有学者通过研究，发现苍术经过麸炒后，其主要成分苍术苷A、白术内酯Ⅰ、白术内酯Ⅱ和白术内酯Ⅲ的尿排泄动力学参数$T_{1/2}$和Ke值均无显著变化，但总排泄率明显高于生品，说明麸炒可以促进这些成分在大鼠尿液中的排泄。研究者分析了生苍术和麸炒苍术入药对四妙丸中盐酸小檗碱组织分布的影响，结果发现，苍术炮制可对盐酸小檗碱的组织分布产生影响，生苍术入药更利于盐酸小檗碱在各组织中的分布。由此可见，麸炒苍术可促进主要药效物质在体内的吸收和排泄，这可能是其"健脾"作用增强的重要机制之一。

3. 苍术麸炒前后的药效作用比较研究　现代研究表明，苍术具有抗溃疡、促进胃排空、调节胃肠推进运动、抗腹泻、利胆、保肝和提高消化吸收功能等作用。中医认为苍术经炮制后健脾作用增强而燥性下降，说明苍术经炮制后药理作用会发生明显的改变。在对胃的保护、促进胃排空、调节胃肠推进运动、保肝和提高消化吸收功能方面，苍术麸炒品的作用优于生品。近年来，还有研究发现，麸炒苍术在调整脾虚模型动物肠道菌群多样性方面优于生苍术。在比较利尿和促进唾液腺分泌方面作用的研究表明，苍术生品的作用强于麸炒品，这提示生品在水液代谢方面的作用强于麸炒品。可见，苍术"生用长于燥湿，麸炒长于健脾"的合理性。

代谢组学作为系统生物学的重要组成部分，近年来，被广泛应用于中药药效作用机制的研究，也为中药炮制机制研究提供了新的手段。有学者通过非靶向代谢组学的研究发现，生、制苍术干预脾虚的作用机制可能与下调炎症因子、提升免疫功能、改善胃肠运动消化功能和水液转化功能有关。麸炒苍术在改善胃肠运动消化功能的效果要显著优于生苍术。有学者通过非靶向代谢组学的研究发现，生苍术和麸炒苍术均对不饱和脂肪酸代谢途径、葡萄糖-丙氨酸循环、棕榈酰左旋肉碱代谢途径、氨基葡萄糖代谢、磷脂酰胆碱代谢、磷酸肌醇代谢等途径有调节作用，且麸炒苍术的调节作用优于生苍术。有研究者通过非靶向代谢组学研究还发现，脾虚证的发生与机体糖代谢、脂质代谢以及蛋白质代谢紊乱有关，而苍术麸炒后对蛋白质代谢的修复作用明显优于生苍术，说明苍术麸炒后"健脾"作用增强可能与其更好地修复蛋白质代谢紊乱有关，这些均可能是苍术麸炒后增效的作用机制之一。还有研究者通过靶向代谢组学的研究发现，生、制苍术干预脾虚的作用机制可能和调节短链脂肪酸代谢有关，苍术麸炒增效的作用机制之一可能和麸炒苍术对乙酸、丙酸以及己酸代谢有更好的改善作用有关，这也为解析苍术麸炒后"健脾"作用增强的炮制原理提供了新的理论支撑。

4. 苍术麸炒对毒性影响的研究　　中医药理论认为，苍术经麸炒后，可降低生品的"燥性"，并提高"健脾"的功效，是"生熟异用"的典型代表。目前有关苍术麸炒前后的药效作用研究较多，这也为解析苍术的炮制机制提供了理论的支持。同时，近年来关于苍术麸炒前后的毒性研究为苍术的炮制机制研究提供了新的思路。研究表明，苍术中的挥发性成分既是其主要的有效成分之一，也具有一定的毒性。茅术醇和β-桉叶油醇等其他挥发性成分均可诱发急性中毒。苍术挥发油可使小鼠出现中毒症状，表现为呼吸减慢、活动减少、食量下降、体重减轻等，而其急性中毒的半数致死量约为2245.87mg/kg，解剖后发现死亡的小鼠出现胆汁分泌量过多、肺部出血并伴有膀胱蓄尿等现象。有学者研究发现给予小鼠麸炒苍术挥发油溶液，其半数致死量显著升高，这说明麸炒后苍术的挥发油急性毒性有所降低。除挥发油具有毒性外，还有一些患者服用苍术后会出现头痛、腹痛、呕吐甚至肝肾功能衰竭等症状，研究表明，这与苍术中的苍术苷可以抑制线粒体氧化磷酸化和三羧酸循环有关。苍术经麸炒后挥发性成分及苍术苷的含量下降，其毒性降低，这可能是苍术"生熟异用"的重要机制之一。

（三）麦麸在苍术麸炒过程中的作用

传统观点认为，辅料在炮制过程中仅发挥辅助作用。但是辅料麦麸在苍术的炮制过程中具有重要的作用。麦麸性味甘淡平、能和中益脾，与药物共制能缓和药物的燥性、吸附油脂、均匀传热、使饮片色泽一致。明代陈嘉谟在《本草蒙筌》中提到"麸制抑酷性勿伤上膈"，表明麦麸具有降低饮片燥性的作用。苍术用麦麸炮制，可通过传质、传热等作用来影响饮片的质量及疗效，能够达到"降燥健脾"的目的。一方面，苍术在炒制过程中，挥发油成分遇热易挥发，可被辅料麦麸吸附。有学者采用GC-MS对苍术及麸炒苍术的挥发油进行定性和定量分析，结果发现，苍术麸炒后挥发油有7个成分显著降低；与单炒麦麸相比，麸炒苍术的麦麸新增了4个成分，表明苍术麸炒过程中挥发油的变化与麦麸的吸附作用有关。有研究采用TLC对苍术麸炒前后的麦麸进行了分析，结果发现麸炒苍术后的麦麸比生麦麸多一个斑点，提示麦麸在炒制过程中吸附了苍术中的部分成分。另一方面，辅料麦麸作为炒制过程的指示剂及热传导的介质，"呈灵活状态"和"即刻烟起"提示入锅的温度；"麦麸焦黑色"提示出锅的时间；并且二者均能保证炒制过程中热能传递的均一性，避免局部温度过高，影响饮片的外观和质量。此外，辅料麦麸本身也具有相关的药效作用。研究发现，麦麸炮制品对离体小肠收缩有明显的促进作用，表明麦麸确实具有健运脾胃的作用。由此可见，辅料麦麸虽为固体辅料，却可通过物理吸附和能量传递的方式直接或间接地影响苍术炮制品的化学成分及药效作用。但是，关于辅料麦麸与苍术麸炒前后药效变化之间的内在联系仍有待阐明。

综上所述，随着科学技术水平的提高，人们对苍术生、制品的物质基础及药效作用研究也将不断深入，关于麸炒苍术的炮制原理研究也会不断完善，从而为保证麸炒苍术饮片的质量及临床疗效提供更多的理论依据。

小结与展望

苍术在我国的药用历史由来已久。然而，在秦汉时期并未与白术予以正确区分，二者被合称为"术"，并多存在混用的情况。苍术、白术之分始于魏晋南北朝，梁代陶弘景在其著作《本草经集注》中记载"术有两种，白术叶大有毛而作桠，根甜而少膏，可作丸散用；赤术叶细无桠，根小苦而多膏，可作煎用"。苍术味甘、苦，性温，归脾、肾、肝经，具有燥湿健脾、祛风散寒、明目的功效。生品性偏辛温、苦燥，化湿和胃之力强，而且能走表祛风湿，多用于风湿痹痛、感冒夹湿、湿温发热、脚膝疼痛等症。但是，苍术气味辛烈，易于耗气伤阴，常经炮制后入药。苍术历代的炮制方法较多，包括炒黄、炒焦、炒炭、米泔水炒、醋炒、土炒、盐炒、麸炒、酒煮、蒸法、茴香炒、茱萸炒、猪苓炒、姜汁炒、童便浸等。

纵观苍术历代的炮制方法，不难看出，固体辅料炒法和液体辅料浸后炒法是苍术炮制"降燥健脾"的主要方法。2020年版《中华人民共和国药典》仅收录了麸炒苍术的方法。目前，临床使用的苍术炮制品也多为麸炒苍术。苍术经麸炒后，可使燥性有所缓和，醒脾之效增强，以健脾、燥中焦之湿作用为主，多用于脾胃不和、痰饮停滞等症。因此，麸炒苍术成为"生熟异用"的典型代表。

苍术富含挥发油、倍半萜苷类和多糖类等成分，经炮制后，挥发性成分含量下降，使其燥性降低；并伴随发生糖类物质的美拉德反应，使其炮制品的"健脾"作用增强。现代药理研究表明，苍术具有改善胃肠功能、调节免疫、抗炎、抗菌、抗肿瘤等作用。苍术生品的"燥性"正与其影响健康或疾病状态下机体的水液代谢及抗氧化作用有关。麸炒苍术的"健脾"作用与其抗炎、抗氧化、对脾虚状态下的胃肠激素水平和免疫功能的调整能力以及胃黏膜的保护作用增强密切相关。同时，考虑苍术与麸炒苍术组方配伍等方面的差别体现出了临床使用生苍术"燥湿"以及麸苍术"健脾"的合理性。

苍术作为"生熟异用"的典型代表，其炮制原理研究具有很强的理论性和现实指导意义，对于保证苍术生、制饮片的质量和临床疗效具有重要的价值。目前关于苍术炮制"降燥增效"的机制研究仍集中在比较生、制苍术的化学成分及药理作用方面。尤其是化学成分方面，主要关注炮制前后的挥发性成分的变化。现有研究表明，苍术炮制前后挥发性成分仅有量而无质的变化，挥发油的降低在一定程度上能说明苍术炮制后燥性的降低，但增量成分却不能充分解释苍术炮制后的药效变化。虽也有一些关于苍术炮制前后主要成分的代谢及动力学研究。但是，已有研究结果仍不足以阐释苍术炮制的增效机制。因此，有关苍术麸炒前后的其他化学成分，特别是多糖等非挥发性物质在炮制过程中的变化有待进一步的深入研究。此外，目前关于苍术生品的"燥性"机制主要围绕水液代谢开展。现有研究表明，"燥性"与能量代谢具有重要关联，相关研究也有待开展。

实际上，目前市售苍术生、制饮片的质量情况令人堪忧。有研究者考察了鄂尔多斯市境内苍术饮片的质量，结果发现，31批苍术饮片经检测不合格率为71.0%。事实上，目前苍术的质量评价主要是采用传统鉴别和现代分析方法相结合的方法，以药典规定的药材形状、鉴别以及相关检查项为主，以其特征性成分苍术素、苍术酮、茅术醇及 β-桉叶醇等含量为主要评价指标，采用的方法主要有 TLC、GC、HPLC 和 GC-MS 等。但是，上述质量控制体系没有体现出生、制苍术饮片间的差异，不能对饮片的质量进行有效的评价。因此，有必要通过系统的中药炮制原理研究，明确苍术生、制品功效差异的主要活性成分及作用机制。在此基础上，未来可以建立起具有代表性和专属性的苍术生、制饮片的质量控制体系，这对于保证苍术生、制饮片的质量具有重要的价值。

（单国顺）

第五章

麸炒山药的研究

麸炒山药为薯蓣科植物薯蓣 *Dioscorea opposita* Thunb.干燥根茎的加工品。山药作为我国著名的药食两用中药，食用及药用历史悠久，且适应性强、分布广，在我国东北、华北、华中、东南、西南等丘陵和浅山地区均有野生分布或栽培。山药的麸炒过程可影响尿素囊、腺苷等活性物质的含量，促进糖类物质发生"美拉德"反应等，从而引起免疫、抗炎以及改善胃肠功能方面的作用发生变化，使麸炒山药"健脾"的作用增强。作为临床常用的大宗中药，为了保证山药生、制饮片的质量及临床疗效，近年来，有关学者对麸炒山药的炮制工艺及原理进行了大量研究，并尝试建立科学的山药生、制饮片质量控制体系。但是，目前关于山药麸炒前后药效变化的物质基础以及相关炮制原理仍存在争议，相关研究仍有待深入。

一、山药麸炒过程中化学成分变化的研究

山药中所含化学成分主要包括山药多糖、蛋白质与氨基酸、微量元素、甾体皂苷等。有研究对怀山药炮制前后采用 TLC、UV 及 HPLC 图谱进行比较，结果发现怀山药麸炒前后的化学成分具有较大变化。有学者采用 ^{1}H-核磁共振（^{1}H nuclear magnetic resonance，^{1}H-NMR）代谢组学技术对生山药饮片和麸炒山药的化学成分进行研究，共检测出30多种化合物，包括腺苷、胆碱、多种氨基酸、有机酸及糖类等物质。山药麸炒后蔗糖含量降低，α-葡萄糖、β-葡萄糖含量增加；炮制后麸炒山药新增加5-羟甲基糠醛特征吸收峰。有研究采用 HPLC 法测定了山药不同炮制品中5-羟甲基糠醛及糠醛的含量，结果也发现，麸炒山药中5-羟甲基糠醛及糠醛的含量较

高，炮制前后有比较明显的变化。

5-羟甲基糠醛作为美拉德反应的代表性化合物，广泛存在于中药加热提取或加工炮制过程。作为发生在羰基化合物（还原糖类）和氨基化合物（氨基酸和蛋白质）间的反应，美拉德反应在改变饮片颜色和气味方面具有重要的价值。有学者采用^{1}H-NMR代谢组学技术对山药和麸炒山药进行分析，并通过聚类分析、主成分分析等多元统计方法探讨其化学成分差异，结果在山药核磁共振指纹图谱中共指认出了代谢物23种。多元统计分析显示不同批次的山药之间差异较小，而不同批次的麸炒山药组间差异较大。山药中丙氨酸、谷氨酰胺及苹果酸含量较高；麸炒山药中异亮氨酸、亮氨酸、蔗糖、α-葡萄糖、γ-氨基丁酸、天冬酰胺、酪氨酸及苯丙氨酸含量较高，表明麸炒可以改变山药中还原糖及氨基酸的组成。有研究发现，山药经麸炒后，其多糖成分在组成、结构等方面可能发生了一定的改变。有学者采用苯酚-硫酸法测定了怀山药不同炮制品中多糖的含量，结果发现，不同炮制方法对怀山药中多糖的含量有不同程度的影响，麸炒能够提高怀山药多糖的含量。有研究采用HPLC-ELSD法测定山药粗多糖及精多糖的单糖组成，结果显示，山药生品及麸炒品均由鼠李糖和葡萄糖组成，山药生品及麸炒品的粗多糖及二乙氨乙基DEAE-52水洗脱部位精多糖的单糖组成摩尔比存在较大差异。生品的粗多糖中单糖组成的摩尔比为鼠李糖（Rha）：葡萄糖（Glu）= 1：2.22，麸炒品为Rha：Glu = 1：3.27；生品的二乙氨乙基DEAE-52水洗脱部位所得精多糖中单糖组成的摩尔比为Rha：Glu = 1：2.04，麸炒品为Rha：Glu = 1：3.47。由此可见，美拉德反应确实是山药麸炒过程中的主要化学反应。

尿囊素是山药活性成分之一，具有生肌作用，能修复上皮组织，促进皮肤溃疡和伤口愈合，可用于胃及十二指肠溃疡。然而，目前关于麸炒对于尿囊素的影响报道不一。有学者采用HPLC法测定了山药饮片及麸炒山药中尿囊素的含量，结果发现，山药麸炒后尿囊素的含量下降。还有学者采用HPLC法对山药生、制饮片中尿囊素、腺苷及苯丙氨酸的含量进行了测定，结果发现，山药经麸炒后尿囊素、腺苷和苯丙氨酸的含量明显升高，并认为这与山药炮制后补脾胃作用增强有关。因此，相关研究结果仍有待考证。

有研究者还采用电感耦合等离子体原子发射光谱法测定了山药麸炒前

后32种微量元素的含量变化情况，结果发现，元素钴、铜、锌、铍、钙、钒、铝、铊、锡、钼、银、金、铋、锑、铅、铁、锰、镉、锂、锶、硼等的含量均有不同程度的降低，钠、铬、磷、钛、镍、铂的含量略有增加，这或为山药麸炒前后药效作用变化的物质基础之一。

综上可见，麸炒对山药的化学成分具有较大影响。但是，目前的研究仍集中在糖类、尿囊素等少数化合物类型。山药中尚含有甾体皂苷类、黄酮类以及山药素类等其他类型的化合物，这些化合物在麸炒过程中的变化情况仍有待研究。

二、山药麸炒前后临床应用及药效作用变化的研究

（一）山药麸炒前后临床应用的差别

山药又名白苕、土薯、大薯、薯药，在我国具有悠久的药用历史，早在《神农本草经》中就被列为上品，"主伤中补虚赢，除寒热邪气，补中益气力，长肌肉。久服耳目聪明，轻身不饥，延年"。历代本草典籍均记载山药味甘，性平；归脾、肺、肾经。《本草纲目》云"山药性温，味甘平，无毒，可健脾胃、益肺肾、止泻痢，化痰涎，润皮毛"。中医认为，生山药功偏补肾生精，益肺肾之阴，临床常用于肾虚遗精、尿频、肺虚喘咳、阴虚消渴等症，常与地黄、山茱萸、枸杞子、杏仁、阿胶、人参、黄芪、五味子、天花粉配伍，如健脾丸、六味地黄丸、薯蓣丸等。山药经麸炒后，可借麸入中，增强健脾和胃的作用，长于益脾和胃，益肾固精，主要作为滋阴或补阳的臣药，功偏补益，临床常用于脾虚食少、泄泻便溏等症。常与白术、人参、茯苓、芡实、五味子、乌药、益智仁、甘草配伍，如小儿参术健脾丸、完带汤、必元煎、参苓白术散等。由此可见，山药生品能补脾养胃、生津益肺、补肾涩精，多用于脾虚食少、久泻不止、肺虚喘咳、肾虚遗精、带下、尿频、虚热消渴等症；山药经麸炒后，对脾胃的补益作用增强，多用于脾虚食少、泄泻便溏、白带过多等症。

在对历代生、制山药的临床应用情况进行调研的过程中发现，明代有"补益药及脾胃中熟用，外科生用"；清代有"下痢禁口，半生半炒为末""如以理脾，可用姜汁炒过""生捣敷痈疡，消肿硬""入补脾药微炒，入补肺药乳拌蒸，治阴火生用""入滋阴药内宜生用，入补脾药内宜炒黄

用""入脾胃土炒，入肾盐水炒"以及"生用滋阴，炒黄补脾"等论述。可见，历代山药生用以外科及滋阴为主，而补脾以炒制用为多。历代有关土炒山药的使用较为广泛。山药经土炒后能增强补脾、涩肠、止泻的作用，被大量用于脾虚久泻、纳呆食少之证的治疗。然而，近现代受人们生产生活方式的改变，灶心土来源受到限制，该炮制品也逐渐淡出历史的舞台，麸炒山药也成为目前中医临床常用的炮制品。

（二）山药麸炒前后药效作用差异的研究

按照上述中医理论，山药麸炒后"健脾和胃"作用增强。那么，山药的炮制又是怎样影响其药效作用呢？对此，有学者对山药麸炒前后的"健脾和胃"作用进行了大量研究。研究者通过小鼠巨噬细胞增殖实验研究发现，山药粗多糖及精制多糖对小鼠单核巨噬细胞（Raw264.7）具有很强的增殖作用，且麸炒品的作用优于生品；并且通过实验发现，山药多糖能显著增加小鼠巨噬细胞上清液中总超氧化物歧化酶活力，并显著降低MDA含量，能提高机体产生NO及IL-1β的能力，从而更好地保护机体细胞免受损伤，增强机体的免疫能力，且麸炒品的作用总体优于生品，这也从体外药效研究的角度证明麸炒可以增加山药抗炎及抗氧化的作用。有研究采用碳粒廓清实验考察了山药生品、麸炒品及土炒品对小鼠非特异性免疫功能的影响，结果表明，各给药组与对照组比较均有显著性差异，生品又强于麸炒品和土炒品，而麸炒品和土炒品之间没有显著性差异。有研究采用了碳粒廓清法及血清溶血素试验法比较了生山药及麸炒山药不同提取方法所得的多糖对小鼠非特异性和特异性免疫功能的影响，结果发现，山药经麸炒后冷浸提取的多糖在增加碳粒廓清指数、增强单核巨噬细胞的吞噬功能及提高溶血素水平方面较生品有更强的作用。还有学者采用腹腔注射环磷酰胺致小鼠免疫功能低下模型，考察山药麸炒前后多糖成分对免疫低下小鼠T细胞免疫功能的影响，结果发现，山药麸炒前后粗多糖可显著促进免疫低下小鼠的脾脏T淋巴细胞增殖，减少外周血T细胞中$CD4^+$细胞数量、增加$CD8^+$细胞数量，$CD4^+/CD8^+$明显低于模型组，且麸炒品作用优于生品。上述体内药效研究表明，麸炒可以增加山药的免疫功能，这可能是其健脾和胃作用增强的重要机制之一。

麸炒对山药胃肠功能还具有较大影响。有学者采用胃排空法及肠推进试验法，比较了生山药及其麸炒品水提液的不同极性部位对脾虚小鼠胃肠功能的影响，结果发现，山药经麸炒后水提液二氯甲烷部位在抑制脾虚小鼠胃排空及肠推进作用较生品强，推测山药经麸炒后增加了焦香气味是低级性分子。有研究观察了山药的不同炮制品对家兔小肠收缩及唾液淀粉酶活性的影响，结果发现，麸炒山药对小肠收缩抑制作用最强，具有明显的抑制小肠收缩作用。山药不同炮制品对体外唾液淀粉酶活力的促进作用无显著影响，说明麸炒山药的健脾作用与体外唾液淀粉酶的活性无关。有研究者考察了山药麸炒前后粗多糖成分对脾虚模型小鼠胃排空率、肠推进率及脾脏指数、胸腺指数的影响，结果发现，与模型组相比，山药粗多糖能抑制脾虚小鼠胃排空及小肠推进，麸炒品作用有优于生品的趋势；同时，脾脏指数与胸腺指数均有一定增加，且制品作用优于生品，提示山药多糖有一定的补脾健胃作用。麸炒可增加山药中多糖的含量，从而使其调整胃肠功能的作用增强，这可能是其健脾和胃作用增强的重要机制之一。

通过上述研究表明，麸炒山药的"健脾"作用与其抗炎、抗氧化、对脾虚状态下胃肠推进功能和免疫功能的调整作用增强密切相关。考虑山药与麸炒山药间的作用差别体现出了临床使用麸炒山药用于"健脾"的合理性。

三、麸炒山药的炮制工艺及原理研究

关于山药的炮制，历代主要以净制、切制和炒制为主。南北朝《雷公炮炙论》首先提出"若采得，用铜刀切去上赤皮"的炮制方法，唐代《食医心鉴》有"刮去皮""拍令碎用"的记载。唐代以后，山药的净制方法基本以去皮为主，并沿用至今。山药的切制方法随社会生产力水平而变化，历代多有研捣、锉法、切片等，如"日干捣细筛为粉，食之大美，且愈疾而补""锉细微炒""锉作小块"。目前沿用的切片始于宋代，"切作片子"；至明代渐有"水润，切片""切片炒"，并被沿用至今。山药的炒制最早出现在宋代《三因极一病证方论》中提出"炒切"，后代多有沿用"微炒"，并提出"入补脾药微炒""入滋阴药中宜生用，入补脾药内宜炒黄用"等炮制理论。清代在原先基础上提出了新的炮制方法，如《吴鞠通医案》及《傅青主女科》中提到了"炒焦"。除此以外，历代亦记载有其他山药的炮制方法，如火炮、烘制、焙制、蒸制、酒制（酒浸、酒蒸、酒炒、酒煮）、药汁制（酥、酒制，酒、五味子制）、矾制、醋制（醋煮、醋炒）、姜制、蜜制、乳制及盐制等，但现代多已不用（表5-1）。目前，历版《中华人民共和国药典》也仅收载山药生品和麸炒品2个品种。全国各地的炮制规范中除个别地区保留了土炒山药、清炒山药以外，也基本采用麸炒法。因此，为了保证麸炒山药的质量及临床疗效，我国学者在麸炒山药的炮制工艺及原理方面进行了大量的研究。具体情况如下。

表5-1　山药炮制历史沿革

朝代	炮制方法	出处	备注
南北朝	削去上赤皮，洗去涎；蒸用	《雷公炮炙论》	首载炮制方法
唐	刮去皮，拍令碎用	《食医心鉴》	
	熟者和蜜	《食疗本草》	始现蜜制
	取粗根，刮去黄皮，以水浸，末白矾少许添水中，经宿取，净洗去涎，焙干	《本草图经》	始现矾制
	竹刀刮去皮，布巾揩净，切作片子	《传信适用方》	
	捣细，筛为粉	《新修本草》	
	剉细	《集验背疽方》	
宋	放砂盆细研，然后下铫中入酥一大匙熬，次入酒一盏煎，搅令匀	《履巉岩本草》	始现酒炙
	捣为末	《太平圣惠方》	—
	姜炙	《普济本事方》	始现姜炙
	半生半炒黄	《三因极一病证方论》	始现炒制
	微炒	《疮疡经验全书》	—
	制	《校注妇人良方》	—
	酒浸一宿；酒蒸用	《类编朱氏集验医方》	
元	去黑皮，剉作小块，慢火炒令热透	《活幼心书》	—
	半打糊	《世医得效方》	—
	炒	《丹溪心法》	—
	酒浸，北五味子同炒干燥，不用五味子；炮	《瑞竹堂经验方》	—
明	酒拌蒸干；烘干	《审视瑶函》	—
	姜汁浸炒；炒黄	《普济方》	—

朝代	炮制方法	出处	备注
	水润，切片；姜汁拌，蒸熟，去皮；同葱、盐炒黄，去葱盐不用	《寿世保元》	—
	冬月以布裹手，用竹刀刮去皮，竹筛盛，置檐风处，不得见日，一夕干五分，候全干收之，或置焙笼中，微火烘宜佳	《本草纲目》	—
	酒炒	《景岳全书》	—
	乳汁浸	《滇南本草》	始现乳制
	用乳汁拌湿，候润透晒微焙	《外科正宗》	—
	醋煮	《先醒斋广笔记》	始现醋制
清	矾水煮过	《握灵本草》	—
	乳浸晒三次	《本草述》	—
	生姜汁拌炒	《时方妙用》	—
	乳汁蒸晒	《幼幼集成》	—
	微焙	《本经逢原》	—
	炒焦	《吴鞠通医案》	始现炒焦
	一两，用干姜三钱煎汁收入，去干姜	《医学从众录》	—

（一）麸炒山药的炮制工艺研究

山药的药用历史悠久，炮制方法多种多样。现代炮制方法由繁到简，由多种炮制方法共存到逐渐趋向统一的发展衍变过程，这是在中医临床用药的实践中，优胜劣汰的必然结果。目前《中华人民共和国药典》仅收载了山药、麸炒山药两种炮制品。事实上，麸炒山药的工艺并不复杂，即将炒制容器加热到撒入麦麸即刻烟起的程度，加入一定量的麦麸与山药，翻炒至饮片表面金黄色，有香气溢出。但是，上述有关麸炒山药的炮制工艺表述相对含糊，缺乏具体操作细则及可量化的评价指标。实际操作中，成品的颜色判断依靠主观经验；并且麸炒炮制的时间短，炒制过程中烟气大，药材的颜色变化难以观察，这些都使炮制品的适中程度难以把握。为保证麸炒山药的科学性和规范性，研究者开展了麸炒山药的炮制工艺优化研究。有研究利用色差仪对不同炮制程度的麸炒山药饮片外观颜色进行客观化评判，并基于色度值建立的非标准化典则判别函数式用于麸炒山药炮制工艺的规范化研究。有学者还按照山药麸炒工艺的特点，对麸炒山药的最佳工艺参数进行优化。有研究以山药多糖含量和饮片性状为考察指标，选择炒制温度、炒制时间、加麸量和滚筒转速作为考察因素，采用正交试验法和多指标综合加权评分法，确定蜜麸炒山药的最佳炮制工艺为，炒制温度155℃，炒制时间11分钟，蜜麸量为10%，转速为20r/min。有研究以麸炒后山药饮片的外观性状和尿囊素含量作为考察指标，以预热锅温、炒制时间、麦麸用量及翻炒频率作为考察因素，采用正交试验与多指标综合评分法，确定山药的最佳炮制工艺为，预热锅温160℃，炒制时间3分钟，麦麸用量15%，翻炒频率每分钟80次。有学者选择尿囊素的含量为考察指标，以炒制温度、炒制时间、饮片与辅料比例为考察因素，采用正交设计对麸炒山药的炮制工艺进行优化，结果发现，辅料用量对尿囊素含量的影响具有显著性意义，怀疑与麦麸本身含有尿囊素成分有关。麦麸在山药炮制过程中还具有保证饮片均匀受热的作用，如果麦麸用量过少，山药含有大量淀粉，在炒制过程时有糊锅现象，且饮片着色不均匀；如果用量过大，会造成能源和材料的浪费；当麦麸与山药片用量比例合适时，既可使麦麸与山药充分接触，又不至于浪费。从麦麸作用和经济成本等方面综合考虑，认为《中华人民共和国药典》规定的麦麸用量标准较为适宜，即每100g山药用10g麦麸。由上可见，研究者在进行麸炒山药工艺优化研究过程中所选择的指标成分不同，得到的麸炒山药最佳工艺也各异。并且上述麸炒山药炮制工艺的研究大都在实验室进行，虽增加了炒制频率（转速）这一因素，其结果对工业生产的指导意义仍不足。因此，关于麸炒山药的炮制工艺优化仍有待于进一步系统、全面的探究。这既有赖于对麸炒山药药效物质基础的系统研究，还需要在工艺优化的过程中综合实际生产情况，才能使得到的工艺参数更加科学化和规范化。

（二）麸炒山药的炮制原理研究

山药是临床常用中药，生品以补肾生精、补脾肺之阴为主，用于脾虚久泻或大便泄泻；麸炒品健脾和胃作用增强，用于脾虚泄泻、久痢不止、尿频、遗尿等症状。近代，为进一步保证山药生、制饮片的质量及临床疗效，我国学者围绕山药麸炒过程中化学成分及药效变化的相关作用机制进行了大量的研究工作。研究发现，山药在麸炒过程中，由于加热可促进饮片所含水分的散失，不仅会使麸炒山药的质地变硬阻止水分进入，还会使其分子内出现氢键断裂，游离出更多的氢离子，从而引起相对密度、吸水率、pH下降；并且由于山药中含有大量淀粉，在麸炒过程中，随着炮制程度的加深，淀粉分子内部发生α-糖苷键的断裂，产生的小分子糖类成分可为美拉德反应提供原料，从而促进该反应的发生，使麸炒山药的颜色和气味发生变化。有学者研究发现，山药经过麸炒后，产生的美拉德反应产物2-甲基丁醛、3-甲基丁醛含量提高，尤其是在麸炒饮片刮取物中含量最高，提示麸炒产物可能产生在饮片表面，这也与麸炒过程中饮片表面温度高，更利于糖类物质的降解有关。同时，麸炒山药还能增加多糖成分的含量，并对尿囊素等活性成分的含量产生影响，这些成分的变化可能与其健脾作用增强密切相关。麸炒山药的"健脾"作用是其抗炎、抗氧化以及对脾虚状态下的胃肠推进功能和免疫功能进行调整的综合作用。麸炒可增加山药中多糖的含量，并使其在抗炎、抗氧化以及调整胃肠功能方面的作用增强，这可能是其健脾和胃作用增强的重要机制之一。然而，目前关于山药麸炒前后多糖类物质的变化规律以及相关机制的研究尚不系统，未来应重点关注该类成分的作用。此外，美拉德反应作为山药麸炒过程中的重要化学机制，有关5-羟甲基糠醛等反应产物的药效作用争议较大。因此，有必要开展相关药效及安全性研究，从而为山药的炮制机制研究提供理论支持。

（三）麦麸在山药麸炒过程中作用的研究

麦麸作为常用的中药炮制辅料，为禾本科植物小麦的种皮，性味甘、淡，能和中益脾，具有缓和药物的燥性、增强疗效、吸附油质、除去药物的不良气味、均匀传热、使药物色泽一致等作用。麦麸在麸炒山药中可发挥均匀传热从而使山药饮片色泽一致的作用，其质量好坏直接影响麸炒山药的品质。研究表明，麦麸粒径越大，炒制时冒浓烟的时间越短，越容易控制火候，麦麸不易焦化，相对更容易起到均匀传热的作用，使山药饮片麸炒品表面清爽，色泽均一呈深黄色。麦麸粒径小，可能含有的淀粉粒越多，在炒制时很快冒浓烟，起不到均匀传热的作用，还由于粒径小的麦麸在炒制时焦化变成黑色的粉末，更容易粘在饮片的表面而不容易筛去，造成山药麸炒品颜色不均匀，焦片和生片共存，同时，还有不良的焦糊气味，从而影响了麸炒山药的外观性状。有学者通过研究发现，使用50目筛去除粒径较小的麸屑大多为麸屑和淀粉的颗粒，这些成分在140℃时很容易糊化变焦、黏度增大，从而极易结片成团，导致麦麸达不到传热的目的，造成麸炒山药易出现焦斑、焦片、黏附灰屑而影响其外观。此外，麦麸还对山药饮片的内在质量具有较大的影响。有研究发现，山药麸炒过程中炒制温度和炒制时间对活性成分尿囊素的含量没有影响，麸皮用量则对尿囊素的含量具有显著性影响。有研究通过指纹图谱、主成分分析和聚类分析方法综合评价了不同产地及品种麦麸对麸炒山药质量的影响，结果发现，不同来源的麦麸对麸炒山药饮片的质量有影响，这可能与南北地区小麦的种植时间、所处气候和土壤的差异，以及种植品种有关。但是，关于麸炒山药过程中麦麸的用量，各地炮制规范中差别较大，如江西赣州规定山药和麸皮的比例为500∶1，内蒙古、北京为10∶1，福建福州为10∶1.9，山东为10∶2，黑龙江、吉林、陕西西安、山西、四川成都、云南为麸皮适量。因此，有必要对麦麸在麸炒山药中的作用进行系统的研究，从而确定合理的麦麸用量，以保证麸炒山药饮片的临床疗效。

（四）山药麸炒前后的质量标准研究

中药饮片的质量控制对于保证饮片的临床疗效具有积极的意义。传统的山药生、制饮片质量标准仅限于饮片厚度和炒制后的颜色、气味。随着关于山药化学、药效学研究的深入，逐步建立了以《中华人民共和国药典》为代表的山药生、制饮片现代质量标准体系。1963年版至2010年版《中华人民共和国药典》关于山药饮片的规格是山药和麸炒山药2种；2015年版《中华人民共和国药典》增加了趁鲜切制的"山药片"规格，即饮片项下有山药、山药片、麸炒山药3种规格。现行标准对3种山药饮片规格的总灰分、二氧化硫残留量、浸出物等检验项目的限度规定不同，体现了对生、制山药饮片的差异化控制。但是，目前《中华人民共和国药典》中仍未收载有效的山药生、制饮片内在质量控制方法，这也使市售山药生、制饮片的质量受到较大影响。有研究者从全国31个省级行政区抽取山药饮片样品，依据2015年版《中华人民共和国药典》中山药质量标准进行检验，分析检验数据以评价山药饮片的质量状况，结果发现，168批山药饮片总体质量状况一般，需要进一步加强监管，而究其原因也与现行山药生、制饮片的质量标准缺乏科学性及专属性有关。

事实上，为了提高山药生、制饮片质量标准，我国学者也作了大量研究工作。有研究者收集了4个产地9批次的生山药及麸炒山药，分别进行鉴别、水分、总灰分、酸不溶性灰分、重金属、农药残留、微生物、浸出物、含量测定的实验研究。所建立的生山药及麸炒山药的薄层鉴别特征明显，专属性强。同时，还增加了二者酸不溶灰分、5种重金属及有害元素、2种有机氯农药残留和3种微生物的限量要求以及尿囊素的含量测定项。有研究建立了山药饮片和麸炒山药饮片的超高效液相色谱法（ultra-high performance liquid chromatography，UPLC）指纹图谱及有效成分尿囊素、腺苷的含量测定方法，为山药及麸炒山药质量控制提供依据。有学者采用拉曼光谱技术，分别建立了山药对照药材、不同产地的山药饮片和麸炒山药饮片的拉曼指纹图谱，确定了山药特征拉曼光谱的谱峰位置及归属，为进一步完善山药及麸炒山药饮片的质量评价体系提供了理论支持。除了上述对山药生、制饮片内在质量的研究，还有学者以形、色、气、味、质五方面为切入点，选择吸水率、色度、氧化值、pH、蒸馏液pH、相对密度等可量化的物性参数指标，并对应山药生、制饮片的五方面，对山药不同炮制品质量进行评价，实现了对山药不同炮制品的形、色、气、味、质进行数字化度量，这也在一定程度上为中药炮制品质量评价从主观经验转向客观量化提供参考依据。随着对山药炮制前后化学成分及药效作用研究的深入，我们相信可以建立起兼具科学性和专属性的生、制山药饮片质量控制体系。

综上所述，山药作为临床常用中药，为保证其生、制饮片的质量及临床疗效，仍需继续探索山药麸炒前后的物质基础及药效作用的变化情况，深入解析麸炒山药的炮制原理，从而为合理地应用山药生、制饮片提供更多的理论依据。

小结与展望

山药作为药食同源的植物，食用及药用历史悠久。我国自夏、商时期起开始种植，明、清以来逐渐将其应用为药材，其适应性强、分布广，在我国南起广西壮族自治区、北至陕西、东起河北、西至云南均有野生分布或栽培，国外如朝鲜、日本及非洲亦有分布。古人对山药的药用功能十分赞赏，早在《神农本草经》中就将山药列为上品，可"主伤中，补虚羸，除寒热邪气"，还认为山药能"益气力，长肌肉，久服耳目聪明，轻身不肌，延年"。中医认为，山药，气微，味淡、微酸，性平，具有补脾养胃、生津益肺、补肾涩精等功效，可用于治疗脾虚食少、久泻不止、脾虚喘咳、肾虚遗精、带下、尿频、虚热消渴等症；山药麸炒后能增加补脾健胃的功效，用于治疗脾虚食少、泄泻便溏、白带过多等症。历代沿用过的山药炮制方法较多，概括起来有净制、切制、炮炙，所用的辅料有酒、醋、米泔水、蜜、土、姜汁、乳汁、食盐等。至现代，全国各地的炮制规范除个别地区保留了土炒山药、清炒山药外，基本上均采用麸炒山药，临床使用的山药炮制品也多为麸炒山药。

现代研究表明，山药的营养成分有淀粉、黏蛋白、氨基酸等；活性成分包括多糖、黄酮、皂苷、酚类等，具有抗氧化、抗衰老、抗肿瘤、降血糖、降血脂、调节肠道菌群、增强机体免疫等诸多药理作用。山药麸炒过程中糖类物质与氨基酸之间可发生美拉德反应，从而改变饮片的颜色和气味。麸炒过程中的高温以及辅料麦麸的作用还对山药中的尿囊素、腺苷及苯丙氨酸等活性成分产生影响。但是，目前麸炒山药的化学成分研究主要以上述化合物为主。关于山药中的甾体皂苷类、黄酮类以及山药素类等其他类型的化合物在麸炒过程中的变化情况仍有待研究。在体及离体药效实验证明，麸炒可以增强其抗炎、抗氧化以及对脾虚状态下胃肠推进功能和免疫功能的调整作用，这可能是其健脾和胃作用增强的重要机制之一。山药与麸炒山药在药效作用间的差别也体现了临床使用麸炒山药用于"健脾"的合理性。

目前市售山药生、制饮片的质量情况令人堪忧，这与山药生、制饮片的质量标准情况有关。现行的《中华人民共和国药典》以及各地现行的炮制规范中均缺少科学的质量控制方法，更没有体现出生、制山药饮片间的差异，不能对山药生、制饮片的质量进行有效的评价。因此，有必要通过系统的中药炮制原理研究，明确山药生、制品功效差异的主要活性成分及作用机制。在此基础上，未来才能建立起具有科学性和专属性的山药生、制饮片的质量控制体系，这对保证山药生、制饮片的质量具有重要的价值。

中医认为，山药"入滋阴药中宜生用，入补脾药内宜炒黄用"，进行该炮制原理的研究具有很强的理论性和现实指导意义，这对保证山药生、制饮片的质量和临床疗效具有重要的价值。然而，目前关于山药炮制后健脾作用增强的机制研究仍集中在比较生、制山药的化学成分及药理作用方面，尤其是化学成分方面，主要关注炮制前后糖类物质与氨基酸间的美拉德反应。关于该反应产物的有效性及安全性仍具有较大争议。同时，目前对于山药麸炒后健脾作用增强的药效学研究的层次及深度相对不足，尚不足以全面阐释山药炮制的增效机制。因此，后续对于山药麸炒过程中其他化学成分的变化情况以及相关的药效机制研究仍有待深入。

（单国顺）

第六章

麸炒枳壳的研究

麸炒枳壳是芸香科植物酸橙 *Citrus aurantium* L.及其栽培变种干燥未成熟果实的加工品。枳壳主产于四川、江苏、浙江、湖南、江西等地，川枳壳、苏枳壳、衢枳壳、湘枳壳、江枳壳是枳壳的主要商品规格。枳壳在麸炒过程中挥发性、黄酮及生物碱等成分受到影响，引起抗氧化以及改善胃肠功能方面的作用发生变化，使麸炒枳壳的"燥性"降低，而"宽中除胀"的作用增强。作为临床常用中药，为了保证枳壳生、制饮片的质量及临床疗效，近年来，有关学者对麸炒枳壳的炮制工艺及原理进行了大量研究。但是，目前关于枳壳麸炒前后药效变化的物质基础以及相关炮制原理仍存在争议，相关研究仍有待深入。

一、枳壳麸炒过程中化学成分变化的研究

枳壳主要成分有挥发油类、黄酮类、生物碱类、香豆素类、三萜和酚酸等。麸炒过程中加热以及麦麸的双重作用会使枳壳的化学成分发生变化。挥发油作为枳壳中重要化学成分之一，能够对$CaCl_2$、乙酰胆碱（acctylcholine，ACh）及磷酸组胺引起的痉挛性收缩有明显的松弛作用，且能减少胃酸量及对抗大鼠幽门结扎性溃疡的形成，具有促胃肠运动等药理作用，是枳壳"宽中除胀"的主要活性成分。有研究者对枳壳生品及麸炒品中的挥发油含量、物理常数进行研究，结果发现，麸炒后枳壳的挥发油含量降低了19.64%左右。同时，麸炒枳壳挥发油的比重、折光率、比旋度都有所降低，说明挥发油组分或成分间的比例有所改变。有学者对枳壳麸炒前后的挥发性成分进行研究，结果发现，枳壳经麸炒后产生新化

合物38种。柠檬烯、γ-萜品烯、香叶烯、α-松油醇、3,7-二甲基-1,6-辛二烯-3-醇、斯巴醇等成分变化较大，表明麸炒确实可以影响枳壳挥发油的化学组成。黄酮类化合物是枳壳中重要的活性物质，如橙皮苷具有抗炎、抗癌、抗氧化、保肝等作用；柚皮苷具有抗炎镇痛、保肝、促进骨细胞增殖及分化等作用。麸炒对枳壳中黄酮类化合物也具有较大影响。有研究采用冷浸法测定枳壳饮片及不同炮制品中水溶性浸出物的含量，用紫外分光光度法测定枳壳饮片及不同炮制品中总黄酮的含量，结果发现，麸炒枳壳的水溶性浸出物含量明显高于枳壳饮片，但总黄酮含量略有下降。有研究者采用HPLC测定生枳壳中总黄酮含量为8.62%，麸炒枳壳总黄酮含量为7.54%，表明枳壳经过麸炒后总黄酮含量有所降低。有学者采用TLC和HPLC对枳壳麸炒前后所含新橙皮苷和柚皮苷进行了定性和定量分析比较，结果发现，麸炒后的枳壳与生枳壳相比，黄酮类成分新橙皮苷减少1.8% ～ 13.7%，柚皮苷减少1.53% ～ 13.82%。有研究者采用反相HPLC考察了10批枳壳饮片麸炒前、后主要活性成分的含量，结果发现，麸炒后枳壳饮片中柚皮苷、新橙皮苷、辛弗林、川陈皮素、橘皮素、水合橘皮内酯、橘皮内酯和马尔敏含量均略微下降，而葡萄内酯含量明显上升。有研究采用反相HPLC测定枳壳不同炮制品中柚皮苷、橙皮苷、新橙皮苷、水合橘皮内酯、橘皮内酯、马尔敏、川陈皮素、橘皮素和葡萄内酯的含量，结果发现，枳壳经麸炒可使其中黄酮类成分含量上升。因此，关于枳壳麸炒后黄酮类物质的具体变化情况尚待验证。有学者还对枳壳麸炒前后的微量元素含量进行了比较，结果在测定的32种元素中，生枳壳检出23种，而经麸炒后微量元素种类基本相同，新检出铅、锑、铋、钒，可能为麦麸带入的微量元素；并且经麸炒后，枳壳中钼含量增加了8倍，其次为镉、铍、镍、钛、铬、铁、硼、铝、铊、磷等，锶、铂、镁、锌、锂略有增加，而钠、铜、钡、锡略有降低，这些或为枳壳麸炒前后药效作用变化的物质基础之一。

综上可见，麸炒对枳壳的化学成分具有较大的影响。目前的研究多集中在挥发油及黄酮等少数化合物类型。枳壳中尚含有生物碱类、香豆素类、三萜和酚酸等其他类型的化合物，这些化合物在麸炒过程中的变化情况及相关作用仍有待研究。

二、枳壳麸炒前后临床应用及药效作用变化的研究

（一）枳壳麸炒前后临床应用的差别

枳壳始载于宋朝《开宝本草》，孙星衍在《神农本草经》辑本时引《沈括补笔谈》云"六朝之前，医方唯有枳实，无枳壳，后人用枳之小嫩者为枳实，大者为枳壳"。其性苦、辛、酸，微寒，归脾、胃经，具有破气除痞、疏肝理气、化痰消积导滞、宽中消胀、止咳化痰等作用，用于治疗胸膈痰滞痞满、胸胁气滞胀满疼痛、呕恶噫气、食积不化、脘腹胀满、痰饮内停、痰滞咳嗽、胃肠有热及气滞腹胀、下痢后重等病症。生枳壳行气宽中除胀力强，多用于胁肋胀痛，瘀滞疼痛、肝气郁结、子宫脱垂等症。常与白术、香附、槟榔等配伍治疗胁肋胀痛，如枳壳散；与五灵脂、桃仁、延胡索等配伍治疗淤血疼痛，如膈下逐瘀汤等。历代本草著作均指出枳壳使用时脾胃虚弱及孕妇慎服。《本草经解》有"肺气虚弱者忌之；脾胃虚，中气不运而痰涌喘急者忌之；咳嗽不因于风寒入肺气雍者，服之反能作剧；咳嗽阴虚火炎者，服之立至危殆；一概胎前产后，咸不宜服"的记载，《本草汇言》有"如肝肾阴亏，血损营虚，胁肋隐痛者，勿用也。下痢日久，中气虚陷，愈下愈坠、愈后重急迫者，勿用"的记载，《本草备要》有"孕妇及气虚人忌用"。因此，《医宗粹言》中记载"消食去积滞用麸炒，不尔气刚，恐伤元气"。《本草便读》中记载"如欲制其燥性，助其消导，以炒黑用之"。枳壳麸炒后，可降低刺激性，缓和其辛燥之性，免伤后天之本（脾胃之元气），以增强理气健胃消食之功，临床多用于宿食停滞、呕逆嗳气等症。常与木香、槟榔、香附等配伍治宿食停滞，如木香槟榔丸；与木香、白豆蔻、砂仁等配伍治疗呕逆嗳气，如宽肠枳壳汤；与瓜蒌皮、苏子、杏仁等配伍治疗肺气不利；与黄芪、党参、升麻等配伍治疗子宫脱垂，如枳壳益气汤。由此可见，枳壳生品能行气宽中，多用于胁肋胀痛、瘀滞疼痛、肝气郁结、子宫脱垂等症。枳壳经麸炒后，药性得以缓和，燥性降低，健脾消胀的作用增强，更适用于年老体弱而气滞者。

蜜麸枳壳作为江西建昌帮特色炮制品种，采用双重辅料炼蜜及麦麸对枳壳进行炮制，借麦麸健脾和中之力，联合炼蜜甘缓益脾之性，使饮片在麸炒"减燥"的同时，借助蜂蜜"甘缓润燥"之功，被认为能增强理气健

脾的功效，该炮制方法目前也多被应用于临床。

（二）枳壳麸炒前后药效作用差异的研究

枳壳作为理气、健脾、除胀的要药，临床应用广泛，可"消心下痞塞之痰，泄腹中滞塞之气，推胃中隔宿之食，消腹内连年之积"。然而，枳壳生品"燥性"较强，临床常以麸炒品组方入药，以达到降低燥性，增强"宽中除胀"的用药目的。那么，枳壳麸炒又是怎样影响其药效作用呢？有学者对枳壳麸炒前后的"燥性"和"宽中除胀"作用变化的药效机制进行了研究，结果发现，枳壳生品"苦燥伤津"作用主要体现在对机体胃肠道所产生的燥性效应。枳壳可通过影响机体胃肠道酪氨酸激酶膜受体基因（c-kit）和干细胞因子（stem cell factor，SCF）的mRNA表达，破坏SCF/c-kit信号通路，从而抑制胃肠组织中免疫活性细胞的数量和功能，致使胃肠道动力紊乱而产生肠燥便秘；给药剂量越大，对胃肠道c-kit和SCF的mRNA表达的抑制作用越明显。麸炒可在一定程度上缓解枳壳对机体胃肠道c-kit和SCF的mRNA表达的抑制作用，从而降低生品辛燥之性。有研究发现，枳壳水煎液对兔离体肠管具有抑制作用，对兔离体子宫具有兴奋作用，并可促进小鼠胃肠推进运动。枳壳经麸炒后上述作用强度较生品和缓，符合炮制降低燥性的传统理论。有研究发现，枳壳脂溶性部位提取物对胃肠平滑肌具有双向调节作用，小剂量对正常小鼠胃肠运动有促进作用，大剂量有抑制作用，且麸炒饮片脂溶性有效部位比生饮片脂溶性有效部位具有更强的促进胃肠运动的作用。有研究证实，枳壳经麸炒可增强对下丘脑和胃窦GAS、SST蛋白表达的调节作用，并能恢复外周胃肠激素分泌紊乱的情况，从而促进功能性消化不良动物的胃动力。上述研究表明，枳壳麸炒前后"燥性"和"宽中除胀"作用的变化与对胃肠运动功能调整作用的差异有关。此外，有研究者采用DPPH、ABTS＋自由基清除实验和总还原力实验考察不同枳壳炮制品的抗氧化活性，结果发现，麸炒枳壳的抗氧化活性较未炮制样品有所增强，这也为解析枳壳麸炒前后功效差异的原因提供了新的思路。

上述研究表明，枳壳麸炒前后"燥性"和"宽中除胀"作用的变化与其抗氧化及对胃肠运动功能的调整作用发生变化密切相关。考虑枳壳与麸炒枳壳在药效作用的差别也体现出了临床使用生枳壳"行气宽中"，麸炒枳壳"健脾除胀"的合理性。

三、麸炒枳壳的炮制工艺及原理研究

枳壳的炮制方法始载于南北朝时期的《雷公炮炙论》，"凡用时，先去瓤，以麸炒过，待麸焦黑，遂出，用布拭上焦黑，然后单捣如粉用"。其中，"去瓤"和"麸炒"作为枳壳主流炮制工艺在历代本草医籍中均有记载，如宋代《太平圣惠方》中有"去瓤，麸炒微黄"；明代《本草纲目》有"以小麦麸炒至麸焦，去麸用"；清代《本草汇》记载"麸炒黑，去麸"。此外，历代文献还记载有净制、炒制、切制、醋制、麸炒、炭制、炙制、酒制、浆水制、泔制、煨制、蜜制、面炒制、巴豆制、盐制、火炮制、米炒制、槐花制、萝卜制、巴豆醋制、干漆茴香制、苍术萝卜制、蒸制等23种炮制方法，这些炮制方法又可以归纳为净选、切制、加热处理和辅料制4个方面（表6-1）。目前，枳壳的炮制方法仍以麸炒法为主。历版《中华人民共和国药典》中只收载了枳壳、麸炒枳壳2个饮片品种。但是，各地的炮制规范中仍保留有部分独具特色的炮制方法，如生用、麸炒、发酵、蜜麸（糠）炒、炒焦、炒炭、盐制、蜜制等。

表6-1　枳壳炮制历史沿革

朝代	炮制方法	出处	备注
南北朝	凡用时，先去瓤，以麸炒过，待麸焦黑，遂出，用布拭上焦黑，然后单捣如粉用	《雷公炮炙论》	首载炮制方法
唐	用当去核及瓤乃佳	《新修本草》	—
	炒令焦黄	《经效产宝》	—
	麸炒去皮瓤	《颅囟经》	—
宋	去瓤子皮膜，烧成黑灰存性	《博济方》	始现炒炭
	入药浸软剉	《重修政和经史证类备用本草》	
	去瓤薄切	《传信适用方》	—
	炮，去瓤；慢火炒令变紫黑色	《类编朱氏集验医方》	—
	以麸炒焦，候香熟为度	《太平惠民和剂局方》	—
	米泔浸三宿，逐日换水，去瓤，再浸一宿控干，麸炒；针扎于灯上烧存性，入酒中浸过	《圣济总录》	始现米泔制

续 表

朝代	炮制方法	出处	备注
	面炒去瓤	《产育宝庆集》	始现面炒
	麸炒微黄，去瓤，捣罗为末，以米醋一升，慢火熬如饧	《太平圣惠方》	—
元	去白瓤；面炒	《世医得效方》	—
	捣细	《卫生宝鉴》	—
	去瓤，面裹煨	《瑞竹堂经验方》	始现面裹煨
	剉片，麦面炒过，仍以清油润透一宿，焙开	《活幼心书》	始现油炙
明	不去白、去瓤净；陈粟米同炒令黄赤，米不用；用糯米浸，控干，炒赤色	《普济方》	
	切片晒干，勿炒，为末；以小麦麸炒至麸焦，去麸用	《本草纲目》	—
	熬炒微黄	《普济方》	—
	热水浸一时，取起晾干，慢火煨透热即起，切片用	《医宗粹言》	—
	泔水浸，面炒	《保婴撮要》	—
	萝卜汁浸，炒	《奇效良方》	始现萝卜汁浸炒
	以水润之，以巴豆四十九粒去皮同炒，去巴豆	《婴童百问》	始现巴豆制
	槐花同炒，去槐花	《先醒斋医学广笔记》	始现槐花炒
	用巴豆七粒，去壳入内，十字缚定，好醋反复煮软，去巴豆切片烙干	《鲁府禁方》	
	四两，去穰，切作指面大块，分四处。一两，用苍术一两同炒黄，去苍术；一两，用萝卜子一两同炒黄，去萝卜子；一两，用干漆一两同炒黄，去干漆；一两，用茴香一两同炒黄，去茴香。止用枳壳为细末	《医学纲目》	
清	剐去内中瓤	《幼幼集成》	—
	炒	《医方集解》	—
	烧黑存性	《本草述》	—
	麸炒去瓤；醋炒	《医宗金鉴》	始现醋炒
	火酒煮；切片，炒	《医学从众录》	始现酒炙
	盐炙	《妇科玉尺》	始现盐炙
	蜜水炒	《医醇賸义》	始现蜜炙
	蒸；饭上蒸	《良朋汇集经验神方》	始现蒸法

关于枳壳各种炮制方法的作用，历代多有论述，如明代《先醒斋笔记》收录有"槐花同炒，去槐花"的槐花制枳壳的方法，可"治肠风下血"；《婴童百问》所载巴豆制枳壳及《鲁府禁方》所载巴豆制醋煮枳壳，均可用于治小儿痰咳喘满、不进乳食、虫疮积热等证；《医学纲目》中记载了"四炒枳壳丸"，可"治气血凝滞，腹内蛊胀"。清代《本草正义》中提出枳壳"苦凉微酸，炒熟性平"，认为清炒后可缓和药性；清代《本草便读》记载"欲制其燥性，助其消导，可炒黑用之"，认为枳壳炒炭可增强宽中除胀的作用，此观点也有别于"炒炭止血"的传统理论；枳壳经醋制还被认为可引药入肝"以治妇人之疾"；煨制则擅长宽胸除痞，可"破至高之气"。实际上，麸炒法历代应用广泛，有关麸炒作用的论述也较多。《医宗粹言》记载了"消食去滞用麸炒，不尔气刚，巩伤元气"；《本草蒙筌》有"麦麸皮制抑酷性勿伤上隔"的论述，均认为麸炒可缓和药物峻烈之性，免伤元气。《中药炮制经验集成》中有"麸炒可降低其燥性和寒性，增强健胃和中作用"的论述。因此，麸炒法作为枳壳应用最广泛的炮制方法，具有悠久的应用历史和丰富的炮制理论，为提升麸炒枳壳的质量及临床疗效，我国学者在麸炒枳壳的炮制工艺及原理方面进行了大量的研究。具体情况如下。

（一）麸炒山药的炮制工艺研究

枳壳的药用历史悠久，炮制方法多种多样。现代炮制方法由繁到简，由多种炮制方法共存到逐渐趋向统一的过程，这是在中医临床用药的实践中，优胜劣汰的必然结果。目前《中华人民共和国药典》仅收载了枳壳、麸炒枳壳两种炮制品。麸炒枳壳的工艺并不复杂，即将炒制容器加热到撒入麦麸即刻烟起的程度，加入一定量的麦麸与枳壳，翻炒至饮片表面淡黄色，立即取出，筛去麦麸。但是，上述有关麸炒枳壳的炮制工艺表述相对含糊，缺乏具体操作细则及可量化的评价指标。实际操作中，成品的颜色判断依靠主观经验；并且麸炒炮制的时间短，炒制过程中烟气大，药材的颜色变化难以观察，这些都使炮制品的适中程度难以把握。为保证麸炒枳壳的科学性和规范性，研究者开展了麸炒枳壳的炮制工艺优化研究。有研究者结合传统炮制经验，以枳壳挥发油为指标，炒制温度、炒制时间、麦麸用量为考察因素，采用正交实验法优选麸炒枳壳的最佳炮制工艺为炒制温度180℃，炒制时间5分钟，麦麸量为药材量的5%。有学者选择评审专家的实践经验（枳壳样品的表面颜色、断面颜色、着色是否均匀、杂色片多少、有无麸香、焦香和原生药的异味等）为考察指标，以炒制时间、炒制温度、加麸量、投料量和翻动速度等为考察因素，采用正交实验法优选麸炒枳壳的工艺参数，确定使用中药炮制控温炉优选的工艺参数为炒制温度420℃，炒制时间50秒，麦麸量为药材量的10%，投料量150g，翻拌速度40次/分；使用CY340-460电热炒药机优选的工艺参数为炒制温度490℃，炒制时间20秒，麦麸量为药材量的10%，投料量1500g。但是，上述工艺研究所使用的指标主观性强，工艺参数的结果相差也较大。随着枳壳药效物质基础研究的深入，更多的活性物质被用于麸炒枳壳的工艺优化。有学者选择新橙皮苷含量、柚皮苷含量、醇溶性浸出物含量、挥发油含量、性状为指标，以炒制时间、炒制温度、加麸量为考察因素，采用正交实验法对枳壳麸炒工艺进行优选，结果发现，炒制温度及加麸量对实验结果有显著影响，时间对实验结果无显著影响，确定麸炒枳壳的最佳工艺为炒制温度190℃，炒制时间150秒，麦麸量为药材量的15%。

为保证工艺优化结果的有效性，有学者还在指标体系中引入了药效评价的方法。有研究以橙皮内脂水合物、马尔敏、川陈皮素、红橘素和葡萄内酯的总含量、醇溶性浸出物含量、挥发油含量、饮片性状和肠推进率为指标，以炒制时间、炒制温度、加麸量为考察因素，采用正交实验法对枳壳麸炒工艺进行优选，结果发现，炒制时间、炒制温度、加麸量对上述指标有显著性影响，确定麸炒枳壳的最佳工艺为炒制温度190℃、炒制时间9分钟，麦麸用量为药材量的10%。有研究以柚皮苷、新橙皮苷的含量以及大鼠胃残留率和肠推进率结果为指标，以炒制时间、炒制温度、加麸量为考察因素，采用正交实验法对枳壳麸炒工艺进行优选，结果确定麸炒枳壳的最佳炮制工艺为炒制温度180℃，炒制时间90秒，麦麸用量为药材量的10%。由上可见，研究者在进行麸炒枳壳工艺优化研究过程中所选择的指标成分不同，得到的麸炒枳壳最佳工艺也各异。同时，上述麸炒枳壳炮制工艺的研究也大都在实验室进行，其结果对工业生产的指导意义仍不足。因此，关于麸炒枳壳的炮制工艺优化仍有待于进一步系统、全面的探究。这既有赖于对麸炒枳壳药效物质基础的深入研究，还需要在工艺优化的过程中综合实际生产情况，只有这样才能使得到的工艺参数更加科学化和规范化。

（二）麸炒枳壳的炮制原理研究

中医认为，枳壳生品长于行气宽中除胀，但因其辛燥之性较强，久服易伤阴耗液，需经炮制以缓和此弊。目前，枳壳主流炮制方法为麸炒，可缓和生品峻烈之性，偏于理气健脾消食。关于其中的炮制原理，有研究认为枳壳中所含挥发油可能为其主要燥性成分，经炒制加热后挥发油含量降低，且部分成分发生质变，这可能是炮制减燥的机制之一。枳壳的挥发油含量为0.3125ml/100g，具有辛燥之性，容易伤阴耗血，损害脾胃；经麸炒后，其挥发油含量降低到0.2511ml/100g，并且挥发油的理化性质发生变化（即降低了比重、比旋度、折光率），可缓和其辛燥之性，并确保行气宽中的疗效。研究者对枳壳麸炒前后化学成分及药效作用的变化进行研究，结果发现，生枳壳经过麸炒以后，挥发油总含量下降，使枳壳对肠道平滑肌的刺激降低，这也符合"麸皮制去燥性而和胃"的论述。有研究者通过药效学研究发现，枳壳的"燥性"主要表现为对机体津液的损伤，且强度与剂量有关，麸炒枳壳能有效缓和这种燥性效应。还有学者通过研究发现，麸炒枳壳可使黄酮苷的糖苷键断裂并转化为其对应的黄酮苷元，黄酮苷元再进一步转化为多甲氧基黄酮，可减少对H^+-K^+-ATP酶的抑制活性，进而降低了对胃的刺激，从而使枳壳的"燥性"得以缓和。

枳壳麸炒后能缓和辛燥之性，以行气宽中消胀为主。麸炒过程中，枳壳果皮组织变得疏松、油室破裂，可增加有效成分的溶出率，从而增强了枳壳行气消胀的作用，这也与"欲制其燥性，助其消导，可炒制用之""炒后利气较速"的传统论述一致。有学者通过研究发现，枳壳生品与麸炒品主要差异成分为葡萄内酯。葡萄内酯对乙酰胆碱酯酶具有抑制作用，可通过抑制乙酰胆碱酯酶的活性来促进正常小鼠的小肠推进作用。枳壳麸炒后胃肠蠕动能力增强是因为葡萄内酯的含量相对增高进而增强胃肠的推进功能，从而达到健胃消食、和中祛积滞的作用。有研究者通过研究发现，枳壳麸炒后香叶醇含量降低，而葡萄内酯的含量升高。葡萄内酯含量升高可能是枳壳中7-羟基香豆素和香叶醇在酶或其他物质的作用下转化成葡萄内酯，从而使麸炒品中的葡萄内酯含量升高。此外，柚皮苷与马尔敏的含量在麸炒前后也有显著性差异。柚皮苷作为黄酮苷类成分，其炮制前后变化情况尚有争议，且该类成分的转化与降解的原理不明确，推断与黄酮苷类降解成苷元的条件（如炒制温度、炒制时长、麦麸用量等）有关，相关研究有待进一步开展。由此可见，枳壳麸炒前后挥发性成分及黄酮类物质的变化对胃肠功能的影响是其功效变化的重要机制。

综上所述，枳壳作为临床常用中药，为保证其生、制饮片的质量及临床疗效，仍需继续探索枳壳麸炒前后的物质基础及药效作用的变化情况及相关机制，深入解析麸炒枳壳的炮制原理，从而为临床合理应用枳壳生、制饮片提供更多的理论依据。

小结与展望

枳壳为芸香科植物酸橙 *Citrus aurantium* L.及其栽培变种的干燥未成熟果实，主产于我国长江流域的江西、浙江、湖南、四川等省，春秋战国时期《考工记》中始见关于其产地的记载，"橘逾江北则为枳"；唐代《本草拾遗》中有"旧云，江南为橘，江北为枳。今江南枳橘皆有，江北有枳无橘。此自别种，非关变易"的记载；宋代《本草图经》载有"枳壳，生商州川谷，今京西、江湖州郡皆有之，以商州者为佳"。可见，当时长江南北均为枳壳产地。当前，枳壳的产地主要根据品种而有所区别，如酸橙主产四川盆地，药材习称"川枳壳"；黄皮酸橙主产洞庭湖平原，药材习称"湘枳壳"；臭橙主产鄱阳湖平原一带，药材习称"江枳壳"；常山柚橙主产金衢盆地，药材习称"衢枳壳"；代代酸橙主产浙江台州和金华，药材习称"苏枳壳"。其中，"江枳壳"被认为是枳壳的道地药材，"川枳壳"为主流品种，"湘枳壳"因产量较大被作为大宗药材，"苏枳壳"曾在上海及华东地区各省市普遍使用，但因20世纪60年代以后产量逐渐减少，以至于目前在市场上趋于消失。由于枳壳的品种、种植环境以及采收加工等因素的影响，使枳壳的药材间质量差异较大，这就为枳壳化学成分及药理作用等方面的研究带来了麻烦。因此，开展枳壳麸炒前后化学成分及药理作用的研究要注意对药材来源和质量的把控。

现代研究表明，枳壳的活性成分包括挥发油类、黄酮类、生物碱类、香豆素类以及三萜类等，具有抗炎、抗氧化、抗病原微生物、抗肿瘤、抗血栓、调节糖、脂代谢等诸多药理作用。枳壳麸炒过程中挥发性成分的组成及含量发生变化，黄酮及生物碱类物质含量受到影响，对胃肠功能的调节作用发生变化，这在一定程度上解释了枳壳麸炒后"燥性"和"宽中除胀"的变化机制。但是，目前关于枳壳中的香豆素类以及三萜类等其他类型的化合物在麸炒过程中的变化情况以及相关药效作用仍有待研究。

历代枳壳炮制目的明确，炮制方法基本统一。麸炒法作为枳壳常用的炮制方法，麸炒枳壳也是临床常用的品种，为保证枳壳生、制饮片的质量和疗效，有必要继续对麸炒枳壳的炮制原理进行深入研究，进一步明确枳壳饮片"生熟异用"的物质基础和药效机制。在此基础上选取合适的评价指标，并综合大生产的实际情况来进行麸炒枳壳的工艺优化；同时，努力建立具有科学性和专属性的质量标准体系，用于确保枳壳生、制饮片的质量。

附：麸炒枳实的研究

枳实为芸香科植物酸橙 *Citrus aurantium* L. 及其栽培变种或甜橙 *Citrus sinensis* Osbeck. 的干燥幼果。主产于江西、湖南、四川、重庆、浙江等地，以栽培品为主，野生资源零星分布。枳实，味苦、辛、酸，性微寒，归脾、胃经，具有破气消积、化痰散痞的功效，临床主要用于治疗积滞内停、痞满胀痛、泻痢后重、大便不通、痰滞气阻、胸痹、结胸、脏器下垂等症。

枳实、枳壳同出一物，唐代之前的本草仅收载枳实，后因功效、采收时间、加工方式不同而分化开来。枳实以破气消积、化痰散痞为主，枳壳以理气宽中、行滞消胀为功。可见，二者虽出同源，但功效主治上有所差别。枳实较枳壳药性更为峻烈，临床上多炮制后应用，以缓和枳实生品的峻烈之性。枳实历代有清炒、炒黄、炒黑、麸炒、面炒、醋炒、酒炒、土炒、蜜炙等多种炮制方法，其中，主要以炒（炙）或麸炒为主。2020年版《中华人民共和国药典》中仅收载枳实和麸炒枳实2个炮制品，临床上也多以麸炒枳实入方。

枳实与枳壳的主要化学成分基本相同，均为挥发油、黄酮类、生物碱类、酚酸类、香豆素类和皂苷类成分，枳实麸炒后其化学成分发生变化，基本情况也与枳壳相似，相关研究也多是围绕枳实中挥发性及黄酮类成分为主。有研究发现，枳实经麸炒后挥发油含量降低，炮制品相较于生品约降低了1/2。有研究发现，枳实麸炒后挥发油含量明显降低，但柠烯、γ-萜品烯、芳樟醇、4-松油醇等主要成分的含量变化不大。有学者采用GC-MS对枳实生品及麸炒品中挥发油成分进行定性和定量分析，结果从枳实生品及麸炒品中分别鉴定出79种和99种化合物；并且与枳实生品相比，麸炒后新增52种化合物。有研究者采用静态顶空进样－气质联用技术结合化学计量学的方法对枳实麸炒前后的挥发性成分变化情况进行研究，结果发现，麸炒对枳实的挥发性成分影响较大。枳实经麸炒后产生18种新增成分，有15种成分在炮制过程中消失，还有6种成分含量显著增加，18种成分含量显著降低。有研究者采用HPLC测定了枳实生品以及麸炒品中橙皮苷的含量，结果麸炒品中橙皮苷含量明显下降。有研究者采用HPLC法对枳实麸炒前后的黄酮类成分柚皮苷、橙皮苷以及生物碱类成分辛弗林的含量进行测定，结果发现，枳实麸炒后黄酮类成分及生物碱类成分均有不同程度降低。有学者还对枳实麸炒过程中发生化学成分变化的机制进行研究，研究发现，麦麸可在麸炒过程中吸附枳实的挥发油类成分，降低对胃肠道刺激作用。还有研究认为枳实麸炒过程中发生了美拉德反应，产生的焦香气味具有健脾的作用。然而，目前枳实麸炒前后化学成分的研究主要集中在挥发油及黄酮类等少数化合物类型，有关枳实中的香豆素类、三萜和酚酸等其他类型化合物在麸炒过程中的变化情况及相关作用机制仍有待探讨。

枳实药用早于枳壳，最早在《神农本草经》中作为中品被收载；《本草经集注》有"逐停水，破结实，消胀满，安胃气，止溏泄"，表明枳实具有除胀气、消积食、散痞结之效，枳实生品破气散结力胜，适宜于气壮邪实之胸痹、痰饮。常与薤白、瓜蒌、桂枝等配伍治疗胸痹，如枳实薤白桂枝汤；与半夏、茯苓、南星配伍治疗痰饮，如导痰汤。枳实经麸炒后，能够缓和其峻烈之性，免伤正气，以散结消痞力胜，用于胃脘痞满、下痢泄泻、大便秘结。常与厚朴、白术、半夏等配伍治疗胃脘痞满，如枳实消痞丸；与大黄、黄连、神曲等配伍治疗下痢泄泻，如枳实导滞丸；与大黄、芒硝、厚朴等配伍治疗大便秘结，如大承气汤。由此可见，枳实生用峻烈，麸炒略缓，正如明代陈嘉谟《本草蒙筌》中的论述"麦麸皮制抑酷性勿伤上膈"，指的便是枳实（枳壳）的峻烈之性，可用麸皮制来缓和，以免伤宗气。因此，枳实也成为"生峻熟缓"的典型药物。

关于枳实"生熟异用"的药效作用机制。有研究考察了枳实生品和麸炒品对利血平致脾虚证大鼠胃肠激素的影响，结果发现，枳实生品和麸炒品均可升高模型动物的胃动素和GAS水平，降低其血管活性肠肽和生长抑素水平，并且麸炒品作用强于生品。有研究发现，枳实生品及麸品均可增加FD大鼠胃排空率及小肠推进率，调整胃肠道激素分泌，改善一般状态，其作用机制可能与抑制胃组织内质网跨膜蛋白需肌醇酶1，免疫球蛋白重链结合蛋白质，c-Jun氨基端激酶等内质网应激相关因子表达，减缓内质网应激现象，降低凋亡蛋白表达从而增强胃动力有关，且麸炒后效果更佳；并且肠道菌群中毛螺菌科、瘤球菌科、普雷沃氏菌科相对丰度的变化可能与FD有关，枳实麸炒品对FD大鼠肠道菌群结构的调节作用优于生品。有学者从麸炒对枳壳的活性物质在体内吸收、代谢的角度来对麸炒枳壳"生峻熟缓"的药效机制进行研究，通过比较枳实生品和麸炒品中芸香柚皮苷、柚皮苷、橙皮苷和新橙皮苷4个黄酮类成分的油水分配系数，结果发现，枳实生品和麸炒品水煎液中4个黄酮类成分油水分配系数的大小没有规律性变化。但是，4个黄酮类成分在pH 5、pH 7等条件下，麸炒品中的油水分配系数高于生品。有学者考察了大鼠肠道菌群对枳实生品与麸炒品提取物中黄酮类成分代谢的影响，结果发现，枳实生、制品提取物中黄酮类成分在24小时内均可被大鼠肠道菌群代谢；其中，柚皮苷及新橙皮苷的代谢过程较为相似，均为麸炒品较生品代谢过程平缓且浓度高于生品。还有学者比较研究了枳实和麸炒枳实中黄酮类成分橙皮苷、新橙皮苷在Caco-2细胞模型中的吸收转运机制，结果发现，麸炒枳实的橙皮苷和新橙皮苷双侧表观渗透系数值总体上大于枳实，麸炒能够增加枳实内这两种黄酮类成分口服后的肠吸收。可见，麸炒可促进枳实中黄酮类物质在体内的吸收和代谢，这可能是其"生峻熟缓"的重要机制之一。

枳实作为麸炒入药的代表药物，早在汉代《华氏中藏经》中就有"枳实，麸炒去瓤"的记载，南北朝《雷公炮炙论》有"以麸炒过，待麸焦黑，遂出"，宋代《太平圣惠方》有"麸炒微黄色"，宋代《太平惠民和剂局方》中有"以麸炒焦，候香熟为度"等记载，这也基本确立了麸炒枳实的炮制工艺。关于麸炒枳实的炮制目的，除明代陈嘉谟《本草蒙筌》中提到的"麦麸皮制抑酷性勿伤上膈"外，清代《本草求真》还有"入清胀药，麸皮拌炒用，借麸入中"和《本草便读》中"欲制其燥性，助其消导，可炒黑用之"等论述（表6-2）。现代《中药炮制经验集成》有"麸炒可降低其燥性和寒性，增强健胃和中作用"的记载。通过上述论述可以看出，麸炒枳实具有悠久的应用历史和丰富的理论体系。

表6-2　枳实炮制历史沿革

朝代	炮制方法	出处	备注
汉	去瓤炒；炙；烧令黑勿太过	《金匮玉函经》	首载炮制方法
晋	炙	《肘后备急方》	—
南北朝	去其核只用皮；亦炙之	《本草经集注》	始现去核
	炒；炙	《刘涓子鬼遗方》	
唐	去其核只用皮；麸炒去瓤	《新修本草》	始现麸炒
	细切；熬令黄；炙之	《备急千金要方》	始现切制
	细锉；炒黄；	《外台秘要》	始现剉
	炒令黑，㧟破看内外相似	《颅囟经》	始现炒炭
宋	麸炒微黄色	《太平圣惠方》	—
	麸炒去瓤；炙	《苏沈良方》	—
	去其核只用皮；锉……为末	《证类本草》	—
	去瓤麸炒捣末米醋二升，另煎为膏	《圣济总录》	—
	去白	《女科百问》	始现去白
	薄切；	《普济本事方》	—
	炒；面炒过	《史载之方》	始现面炒
	炒黄	《类证活人书》	—
	锉	《卫生家宝产科备要》	—
	锉；焙干；以麸炒焦，候香熟为度	《太平惠民和剂局方》	始现焙法
元	炒黄	《脾胃论》	—
	面炒	《儒门事亲》	—
	锉；麸炒去瓤	《素问病机气宜保命集》	—
	切片	《世医得效方》	—
	苦寒炙用	《汤液本草》	—
明	细锉；麸炒去瓤；炒令黄；麸炒赤黄；米泔浸去瓤麸炒	《普济方》	始现米泔制
	去其核只用皮；以蜜炙用	《本草纲目》	始现蜜炙

续　表

朝代	炮制方法	出处	备注
	水渍软切片	《增补万病回春》	—
	炒令黑勿太过	《济阴纲目》	—
	烧令黑，勿太过	《医学纲目》	—
	饭上蒸	《景岳全书》	始现蒸制
	焙	《审视瑶函》	—
	面炒；姜汁炒	《证治准绳》	始现姜炙
清	麸炒去瓤	《医宗说约》	—
	去其核只用皮	《修事指南》	—
	切片	《本草汇》	—
	打碎	《吴鞠通医案》	—
	炒	《本草述》	—
	炒令黑，勿太过	《女科要旨》	—
	烧令黑，勿太过	《医宗金鉴》	—
	麸炒用	《握灵本草》	—
	土炒	《医方丛话》	始现土炒
	面炒	《外科证治全生集》	—
	炙	《本草崇原》	—
	酒炒	《幼幼集成》	始现酒炙
	醋炒	《良朋汇集》	始现醋炙
	蜜炙	《本草述钩元》	—

　　近代，研究者为保证枳实生、制饮片的质量和临床疗效，围绕麸炒枳实的炮制工艺和质量标准进行了大量的研究工作。有研究以辛弗林和总黄酮为指标，以炒制温度、炒制时间和麦麸用量为考察因素，采用正交试验法对枳实麸炒工艺进行优选，结果发现，炒制温度对实验结果有显著影响，炒制时间、麦麸用量对实验结果无显著影响，确定枳实麸炒最佳工艺为炒制温度180℃，炒制时间60秒，麦麸用量为药材量的5%。有学者以出膏率、辛弗林的含量及柚皮苷和橙皮苷的总含量为指标，以饮片直径、炒制温度、炒制时间和麦麸用量为考察因素，采用正交试验法对枳实麸炒工艺进行优选，结果确定枳实麸炒最佳工艺为饮片直径1.5～2.5cm，炒制

温度180℃，炒制时间60秒，麦麸用量为药材量的10%。有研究者还以出膏率、辛弗林及柚皮苷、橙皮苷和新橙皮苷总含量为指标，以炒制温度、炒制时间和麦麸用量为考察因素，采用正交试验法对枳实麸炒工艺进行优选，结果优选出的麸炒枳实最佳工艺为炒制温度190～210℃，炒制时间70～90秒，麦麸量为药材量的20%。有研究者在以辛弗林、柚皮苷、新橙皮苷等活性成分作为指标的基础上，增加了特征图谱和饮片性状作为炮制工艺优化的指标，以确保对麸炒饮片质量评价的全面性，再选取炒制时间、炒制温度和麦麸用量为考察因素，采用正交实验设计与主成分分析法优选麸炒枳实的炮制工艺，结果确定麸炒枳实最佳炮制工艺为，炒制温度220℃，炒制时间5分钟，麦麸用量为药材量的20%。由此可见，目前对麸炒枳实炮制工艺的优化结果受所选指标的影响较大。如何选择合适的指标是未来进行枳实麸炒工艺优化的关键因素。此外，目前麸炒枳实的炮制工艺研究也大都在实验室进行，其结果对工业生产的指导意义不足。未来对于麸炒枳实的炮制工艺优化仍有待于进一步系统、全面的探究。这既有赖于对麸炒枳实药效物质基础的系统研究，还需要在工艺优化的过程中综合实际生产情况，才能使得到的工艺参数更加科学化和规范化。

目前对于枳实生、制品的质量控制仍以《中华人民共和国药典》和各省市的炮制规范及药材标准为主。然而，上述标准大多缺乏专属性，不能有效地区分正、伪品枳实及生、制品枳实，这也使市售生、制枳实饮片的质量受到影响。有研究者对浙江省11个地市药品批发零售企业及医疗机构的枳实饮片进行专项检查，结果在抽查的84批次样品中，检验总合格率为48%，其中，麸炒枳实、枳实片按《中华人民共和国药典》检验合格率仅为41%，麸炒枳实按《浙江省中药炮制规范》检验合格率为49%。因此，有必要开展系统的中药药效物质基础及作用机制研究，明确枳实生、制品功效差异的主要活性成分及作用机制。在此基础上，建立起具有科学性和专属性的枳实生、制饮片的质量控制体系，这对于保证枳实生、制饮片的质量及临床疗效具有重要的价值。

综上可知，枳实与枳壳虽来源相同，但采收时期不同，其功效作用也多有差异。枳实与枳壳药性均过于峻烈，且枳实更胜一等。麸炒可缓和枳实的峻烈之性。作为"生熟异用"的典型代表，枳实麸炒过程中，挥发性成分及黄酮类等物质的组成及含量发生变化，使其对胃肠功能的调节作用以及在体内的吸收和代谢情况发生变化，从而对功效产生影响。相信随着对枳实"生峻熟缓"炮制原理研究的深入，枳实生、制饮片的炮制工艺以及质量标准也将得到快速的发展，从而使饮片的质量及临床疗效得到有效的保证。

（戴小欢）

第七章

麸炒僵蚕的研究

麸炒僵蚕为蚕蛾科昆虫家蚕 *Bombyx mori Linnaeus* 4～5龄的幼虫感染（或人工接种）白僵菌 *Beauveria bassiana*（*Bals.*）Vuillant致死后形成干燥体的加工品，主产于四川、江苏、浙江、广东、山东、广西壮族自治区，并以四川产的质量为最优。僵蚕的药用历史久远，临床应用广泛。但是，生品僵蚕辛散之力较强，药力较猛，并具有一定的腥咸气味，易诱发患者恶心呕吐，不宜直接入药，故多采用麸炒法进行炮制。僵蚕麸炒过程中，加热可使蛋白质的肽键发生断裂，从而降低蛋白活性，使其药性缓和；麦麸的吸附作用可减少饮片黄曲霉毒素的含量，从而降低其毒性；而麸炒过程中发生的美拉德反应又使饮片的颜色和气味发生变化，利于患者服用。作为临床常用的中药，为保证僵蚕生、制饮片的质量及临床疗效，近年来，有关学者对麸炒僵蚕的炮制工艺及原理进行了大量研究，并尝试建立科学的僵蚕生、制饮片质量控制体系。但是，目前关于僵蚕麸炒前后药效变化的物质基础以及相关炮制原理仍存在争议，相关研究仍有待深入。

一、僵蚕麸炒过程中化学成分变化的研究

僵蚕中所含化学成分主要包括蛋白质、多肽、寡肽、游离氨基酸、多糖、黄酮、有机酸、甾体和微量元素等。有研究发现，僵蚕生品的蛋白含量明显高于炮制品。采用聚丙烯酰胺凝胶电泳比较生、制僵蚕中的蛋白质条带，结果发现，僵蚕生品的条带明显多于炮制品。蛋白质、游离氨基酸及草酸铵作为僵蚕的主要活性物质，其含量的变化与僵蚕麸炒前后药效作

用变化密切相关。有学者考察了不同炮制方法对僵蚕中游离氨基酸、草酸铵的含量影响，结果发现，各样品中游离氨基酸的含量以谷氨酸、精氨酸、脯氨酸、丙氨酸和酪氨酸较高。僵蚕各炮制品的薄层色谱未见明显差异，但僵蚕经过炮制后体内游离氨基酸和草酸铵的含量都有不同程度的下降。有研究者采用TLC对僵蚕6种炮制品进行薄层鉴别研究，并利用HPLC测定各炮制品中草酸铵、槲皮素和山奈酚的含量，结果发现，僵蚕各炮制品的薄层色谱未见明显差异，但僵蚕经过炮制后草酸铵及黄酮类成分的含量都有不同程度的下降，其中，尤以麸炒僵蚕下降得最少。有学者同时采用蒸馏萃取和固相微萃取的方法对麸炒僵蚕中的挥发性成分进行提取，并利用GC-MS进行分析，结果鉴定出61种组分，其中醛类化合物13种、酮类化合物6种、酸类化合物3种、杂环类化合物23种、醇类化合物7种、烃类化合物5种、酯类化合物2种、酰胺类化合物2种，它们构成了麸炒僵蚕的主体香气成分，突出了烤香、甜香香气，很大程度上降低了其腥咸味，减轻了患者对生僵蚕不良气味的不适。此外，有研究者还对麸炒僵蚕炮制前后的微量元素变化情况进行了研究，结果发现，僵蚕中富含镁，钙、钠、锌、铬、锰、铁、磷、铝等多种元素，麸炒后，除锶、铬、铟，钡含量增加外，其余各元素含量均有不同程度的降低，这或为僵蚕麸炒前后药效作用变化的物质基础之一。

综上可见，麸炒对僵蚕的化学成分具有较大的影响。但是，目前的研究仍集中在蛋白质、草酸铵等少数化合物类型。僵蚕中含有多糖、有机酸及甾体等其他类型的化合物，这些化合物在麸炒过程中的变化情况仍有待研究。

二、僵蚕麸炒前后临床应用及药效作用变化的研究

（一）僵蚕麸炒前后临床应用的差别

僵蚕又名白僵蚕、白僵、僵虫、天虫、蚕蛹子，在临床被广泛使用。在对部分中医院饮片使用的调查发现，其在医院配方用药量约排在第60位，金额排在前15位，在动物类饮片中名列前茅。2020年版《中华人民共和国药典》共收录1607种中成药，其中含僵蚕的中药成方制剂有38种，如人参再造丸、中风回春丸、中风回春片、牛黄千金散、金嗓开音丸、麝

香抗栓胶囊等。僵蚕在我国还具有悠久的药用历史，早在《神农本草经》中就被列为中品，"主小儿惊痫夜啼，去三虫，灭黑，令人面色好，男子阴疡病"。2020年版《中华人民共和国药典》记载僵蚕，味咸、辛，平，无毒，归肝、肺、胃经，可息风止痉、祛风止痛、化痰散结，多用于肝风夹痰、惊痫抽搐、小儿急惊风、破伤风、中风口㖞、风热头痛、目赤咽痛、风疹瘙痒、发颐疔腮。临床常与全蝎、白附子、天麻、朱砂、牛黄、天南星等配伍，治疗惊痫抽搐、口眼㖞斜症状，如千金散、牵正散等。但是，僵蚕生品辛散之力较强，药力较猛，并具有一定的腥咸气味，易诱发患者恶心呕吐，对胃肠道产生刺激，服用不当还会造成过敏反应，故僵蚕多麸炒后入药。麸炒僵蚕常用于化痰定惊、散结止痛，多用于瘰疬肿毒、小儿惊风、惊痫抽搐等症，临床常与党参、白术、天麻、全蝎、浙贝母、夏枯草等配伍，治疗咽喉肿痛、痰热久咳等症，如六味汤，八风丹。

僵蚕麸炒后可降低辛散之性，矫正不良气味，使之色泽焦黄，并具有焦香气味，更容易被患者接受；还能使饮片变得质地酥脆，便于粉碎和服用，这也更贴合中药炮制中"相喜为制"的原则。麸炒僵蚕的过程中加热还有助于除去生僵蚕虫体上的菌丝和分泌物，从而保证了用药的安全性。此外，麸炒法具有操作简便，辅料易得的优势，并且还能吸附油脂，降低药物的刺激性。因此该炮制品成为主流炮制品，并在中医临床得到广泛应用。

（二）僵蚕麸炒前后药效及毒性作用差异的研究

按照中医理论，僵蚕"生品偏于息风止痉，麸炒后偏于化痰散结"。然而，目前关于僵蚕麸炒前后的药效研究主要围绕其抗惊厥的作用。有学者研究发现，僵蚕及其不同炮制品提取物均具有一定的抗惊厥作用，但此作用不及阳性对照药卡马西平、阿普唑仑等明显，但也与传统功效相一致。中医认为，僵蚕具有"灭黑，令人面色好"的功效，有研究者比较了不同炮制方式对僵蚕提取物体外抗氧化活性及其抑制酪氨酸酶能力的影响，结果发现，僵蚕经加热炮制后，体外抗氧化活性与对酪氨酸酶的抑制能力有所降低。因此，临床用于抗惊厥和美白以生品僵蚕更佳。

生品僵蚕辛散之力较强，药力较猛，并具有一定的腥咸气味，极易诱发患者恶心呕吐，并对胃肠道产生刺激；若服用不当还会造成严重的过敏反应。有学者以僵蚕不良反应为主题词，查阅了《中国医院知识仓库（CHKD）全文期刊库》1999—2013年的文献，收集有效文献共计15篇425例，采用回顾性分析方法，对425例文献报道所涉及僵蚕中毒的患者情况、用药情况、中毒发生情况等进行统计分析，结果发现，所有的患者皆有不同程度的头痛、头晕、口周麻木、四肢无力、肌肉震颤、行走不稳、出汗、流涎、抽搐、昏迷等症状。其中，恶心、呕吐、腹泻及转氨酶轻度升高的消化系统表现异常患者约为32%，血常规检测白细胞数目增多的患者占27.29%。还有少数患者表现为心动过速、血压下降、呼吸急促、尿素氮轻度升高等。但是，目前关于僵蚕引发不良反应的机制尚不完全清楚，普遍认为可能通过下列途径：一是虫体携带的致敏原引起变态反应；二是病原白僵菌的某些代谢产物诱发不良反应；三是存放过程中继生的真菌毒素引起中毒。麸炒过程中加热可破坏上述毒素的生物活性，从而降低饮片发生不良反应的概率。有研究者对僵蚕不同极性部位进行了毒性筛选，发现水提取部位的毒性最明显。通过对水提取部位化学成分的进一步分离纯化，发现球孢白僵菌代谢产物草酸盐对实验动物的毒性和刺激性最明显，且在水提取物中的含量较高，这些草酸盐具有热不稳定性，加热炮制可以使其含量适当降低，怀疑这也是僵蚕麸炒后解毒的主要机制之一。

通过上述研究表明，僵蚕具有抗惊厥、抗氧化以及抑制酪氨酸酶的作用；麸炒后上述作用减弱，同时降低了僵蚕中毒性物质的含量，使其神经及胃肠毒性症状减弱，这也体现出了临床使用僵蚕息风止痉以及麸炒可解毒的科学性。

三、麸炒僵蚕的炮制工艺及原理研究

僵蚕生品具有较强的辛散力，且有一定的腥臭气味，会使患者恶心呕吐，并对患者胃肠道产生一定的刺激，不利于患者服用；僵蚕生品服用不当还会造成过敏反应。为此，僵蚕多炮制后入药。关于僵蚕的炮制，南北朝出现了净制、切制、米泔制等方法，《雷公炮炙论》中记载"凡使，先须以糯米泔浸一日，待蚕桑涎出，如蜗牛涎，浮于水面上，然后漉出，微火焙干，以布净试蚕上黄肉毛，单捣，筛如粉用也"；炒制始见于唐代，《备急千金要方》中有"入药除绵丝并子尽，均炒用，炒令黄色，拭去蚕上黄肉毛，为末"的记载；宋代在唐代基础上增加的炮制方法较多，加辅料炒制也在这一时期得到发展，如姜汁制、面炒制、酒炒、灰炮、蜜制、盐制、油制等，麸炒法就是出现于这一时期；元明时期基本沿用前朝的炮制方法；至清代出现了制炭、红枣制等（表7-1）。僵蚕现代的炮制方法主要有清炒、麸炒、姜炙、蜜麸炒、糖麸炒、姜麸炒等，其中，尤以麸炒法应用最多。历版《中华人民共和国药典》和各省市的炮制规范中均记载了麸炒法。为了保证麸炒僵蚕的质量及临床疗效，我国学者在麸炒僵蚕的炮制工艺及原理方面进行了大量的研究。具体情况如下。

表7-1 僵蚕炮制历史沿革

朝代	炮制方法	出处	备注
南北朝	凡使白僵蚕，先须以糯米泔浸一日，待蚕桑涎出，如蜗牛涎，浮于水面上，然后漉出，微火焙干，以布净拭蚕上黄肉毛并黑口甲了，单捣，筛如粉用也	《雷公炮炙论》	始现炮制方法
唐	熬	《千金翼方》	始现炒法
宋	酒浸炒黄；纸包，灰炮半熟	《小儿药证直诀》	始现酒炒
	蜜炙：八两温水洗过，入盐八两，遂旋入银石器内，趁热焖炒令黄，去盐不用	《圣济总录》	始现蜜炙
	油炒去丝	《类编朱氏集验医方》	始现油炒
明	去丝嘴，姜汁浸，温炙黄色；去头足，生为末，以姜汁和为饼子，火上炙干，又再为末，复以姜汁为饼，干为度；一两生，半两熟，米醋浸一宿	《普济方》	始现姜炙及醋炙
清	烧灰	《本草备要》	始现制炭

（一）麸炒僵蚕的炮制工艺研究

僵蚕麸炒能杀菌，还可使药材洁净，并能起到防腐作用。麸炒能除去僵蚕的腥臭气味，使僵蚕饮片质地酥脆，便于粉碎和服用，麸炒僵蚕的工艺也并不复杂，即将炒制容器加热到撒入麦麸即刻烟起的程度，加入一定量的麦麸与僵蚕，翻炒至饮片表面黄色，立即取出，筛去麦麸，放凉。但是，上述有关麸炒僵蚕的炮制工艺表述相对含糊，缺乏具体操作参数及可量化的评价指标。为保证麸炒山药的科学性和规范性，研究者开展了麸炒僵蚕的炮制工艺优化研究。有研究以白僵菌素为考察指标，以炒制温度、炒制时间和麦麸用量为考察因素，采用正交实验的方法对麸炒僵蚕的工艺进行了优化，结果确定麸炒僵蚕的最佳炮制工艺为炒制温度180℃，炒制时间5分钟，麦麸用量为药材量的10%。有学者以槲皮素、山柰酚、白僵菌素以及总蛋白含量作为考察指标，以炒制温度、炒制时间和麦麸用量为考察因素，采用正交实验的方法对麸炒僵蚕的工艺进行了优化，结果确定麸炒僵蚕的最佳炮制工艺为炒制温度200℃，炒制时间5分钟，麦麸用量为药材量的10%。但是，上述麸炒僵蚕炮制工艺的研究主要在实验室进行，其结果对工业生产的指导意义仍不足。为提高僵蚕麸炒工艺在大生产的适用性，有研究者以水溶性蛋白含量、白僵菌素含量、浸出物和外观性状评分的综合评分作为评价指标，以麸炒温度，麸炒时间和麦麸用量为考察因素，采用Box-Behnken响应面法，通过"内外结合"整体评价优选出机器麸炒僵蚕的炮制工艺参数为炒制温度235～245℃（炒药机温度），炒制时间2.5～3.0分钟（投药时间），麦麸用量为16%（麦麸：僵蚕）。可见，上述工艺优化的参数受所选指标的影响较大。因此，为保证麸炒僵蚕工艺参数更加科学化和规范化，需要在明确其药效物质的基础上，根据实际生产需求，选择和设计麸炒僵蚕工艺优化的指标和方案。

（二）麸炒僵蚕的炮制原理研究

僵蚕生品具有较强的辛散之性，且气味腥咸，如若服用不当会产生一定的胃肠刺激作用，严重的还会产生过敏反应。因此，僵蚕入药应进行炮制。现代多采用麸炒法，相比其他炮制方法，麸炒法具有操作简便，辅料易得，且能降低其辛散之性与不良气味，使之色泽金黄，外观艳丽，质地酥脆，更容易被患者接受。为更好地保证僵蚕生、制饮片的质量及临床疗效，我国学者围绕僵蚕麸炒过程中化学成分及药效作用变化的相关机制进行了大量的研究工作。有学者通过比较僵蚕麸炒前后总蛋白含量的差异及炒制后黄曲霉素限量的变化，探究动物药僵蚕高温炮制的科学性，结果发现，僵蚕经过高温麸炒，蛋白质含量下降，这与炮制缓和药性的目的相吻合；而且僵蚕在麸炒过程中，麦麸的吸附作用可使毒性成分黄曲霉毒素含量显著下降，从而增加了饮片的安全性。实际上，蛋白质在高温炮制过程中，其吸收的能量超过了分子间作用力，可导致蛋白质空间构象被破坏，维持和稳定空间构象的二硫键、氢键断裂，整个蛋白质的螺旋链被破坏打开，肽链转变成无规则卷曲状态，无序结构增加，从而使蛋白质部分变性失活。有研究者基于肽键热振荡理论对僵蚕炮制前后的化学成分与毒性、活性变化规律进行研究，结果也证明，僵蚕麸炒后，总蛋白含量下降，总寡肽含量升高，表明经肽键热振荡作用，导致肽键断裂产生更多小分子肽段，其结构发生了不同程度的改变，生理活性也发生相应的变化，从而使其毒性降低。关于麸炒可降低僵蚕中黄曲霉的污染，推测可能是在高温条件下，会有部分黄曲霉被杀灭，减少了黄曲霉毒素的生成。同时，炮制过程中，炮制辅料与药材之间的相互作用，麦麸可吸附僵蚕表面的黄曲霉毒素，具体机制包括膳食纤维的吸附作用；多糖、蛋白质这些生物大分子通过氢键、离子键和疏水作用产生的吸附作用以及麦麸表面的多孔结构产生的吸附作用。

僵蚕麸炒后，外观颜色及气味发生变化，从而改善了患者服药的依从性，这主要与僵蚕在麸炒过程中发生美拉德反应有关。美拉德反应作为发生在羰基化合物（尤其是还原糖）与氨基化合物之间的反应，其产物与饮片的颜色及气味变化具有很强的相关性。有研究采用气相电子鼻技术及机器视觉分析僵蚕炮制前后气味和颜色的变化；采用HPLC-DAD法检测美拉德反应的标志性成分5-羟甲基糠醛；采用HPLC-ELSD法分析僵蚕麸炒前后单糖和双糖的种类及含量变化情况；采用全自动氨基酸分析仪分析僵蚕炮制前后氨基酸种类和含量的变化情况，结果发现，僵蚕经麸炒后，气味发生明显变化；颜色加深；四种糖（水苏糖、蔗糖、果糖和葡萄糖）含量均减少，又以果糖和葡萄糖两种还原糖为主；总氨基酸含量明显减少，其中以脯氨酸、赖氨酸为主，酪氨酸、亮氨酸和丙氨酸次之，从而证明了僵蚕麸炒过程中确实发生了美拉德反应。

由此可见，僵蚕麸炒过程中，加热可使蛋白质的肽键发生断裂，从而降低蛋白活性，使其药性缓和；麦麸的吸附作用可减少饮片黄曲霉毒素的含量，从而降低其毒性；而麸炒过程中发生的美拉德反应又使饮片的颜色和气味发生变化，上述研究为解析僵蚕的炮制机制提供了理论支持。

四、僵蚕麸炒前后的质量标准研究

中药饮片的质量控制对于保证饮片的临床疗效具有积极的意义。僵蚕作为临床常用中药，历代本草多有对其质量规格的评述，《本草图经》有"用自僵死白色而条直者为佳"的记载；《本草蒙筌》记载"务折白色成条，头番僵蚕，腹内黑而光亮者"；《本草从新》记载"以头蚕色白条直者良"。近年来，僵蚕的需求量逐年增加，市场上出现石灰水拌僵蚕、增重僵蚕、绿僵蚕、黄僵蚕等伪品出售，造成市场混乱，影响了僵蚕临床用药的安全性与有效性。目前，《中华人民共和国药典》中关于僵蚕的质量标准只有性状描述、显微观察、杂质、水分、总灰分、酸不溶性灰分以及黄曲霉毒素的限量标准，这些标准不足以反映僵蚕的整体质量，难以达到有效地鉴别僵蚕真伪及评价其品质的目的。因此，迫切需要建立适用的质量评估体系和控制体系。鉴此，我国学者展开了一系列的研究工作。有研究者采用CIELAB颜色分析法研究僵蚕不同炮制品的颜色，采用TLC对各炮制品进行初步比较，采用HPLC法测定僵蚕抗惊厥成分草酸铵的含量，并将上述方法用于僵蚕生、制饮片的质量控制。有学者还对麸炒僵蚕质量标准的相关内容进行了研究，并对麸炒僵蚕的颜色进行了定量描述（L*a*b*值），对生、制僵蚕的显微和氨基酸的薄层色谱鉴别方法进行了改进，效果良好。有研究者根据家蚕、僵菌及其伪品的线粒体全基因组的序列差异设计与筛选特异性引物，进而建立了僵蛹与僵蚕的DNA分子鉴定技术，包括常规聚合酶链式反应（polymerase chain reaction，PCR）鉴定天蚕片和天蚕胶囊中僵蛹的真伪、金嗓清音丸和中风回春丸中僵蚕的真伪，以及荧光定量PCR扩增技术对金嗓清音丸和中风回春丸中僵蚕的定量分析。此外，还利用SDS聚丙烯酰胺凝胶电泳（SDS polyacry lamide gel electrophoresos，SDS-PAGE）和电子鼻检测器发现僵蚕、僵蛹及含僵蚕、僵蛹中成药的差异性蛋白或特征性气味，可为二者的鉴别提供依据。但是，上述质量标准研究显然没有涉及代表僵蚕功能主治以及质量安全性评价的指标，仍难以客观准确评价僵蚕生、制饮片的内在质量。未来仍需考虑将蛋白、肽或者黄酮类成分的含量测定纳入对僵蚕的质量控制。同时，由僵蚕引起的不良反应和毒性的原因尚有待进一步的分析研究，从而为建立更加安全的僵蚕质量评价体系提供理论依据。

综上所述，僵蚕作为临床常用中药，为保证其生、制饮片的质量及临床疗效，仍需继续探索僵蚕麸炒前后的物质基础及药效、毒性作用的变化机制，深入解析麸炒僵蚕的炮制原理，从而为合理地应用僵蚕生、制饮片提供更多的理论依据。

小结与展望

中药僵蚕始载于《神农本草经》，其药用历史悠久，具有息风止痉、化痰散结之功效，是治疗儿科风疾及惊痫病的主要药物。僵蚕作为常用中药，主产于江苏的吴县、无锡、镇江、苏州、南通，浙江的吴兴、德清、海宁、嘉善、桐乡，安徽的泾县、宣城，四川的宜宾、乐山、绵阳等地。僵蚕作为桑蚕产业的副产品，其临床应用范围广泛，513种常用中成药中含有僵蚕的有49种，其中64种儿科用药中有29种含有僵蚕。西北地区还使用僵蚕作为兽医药的重要药物。但是，生品僵蚕辛散之力较强，药力较猛，并具有一定的腥咸气味，极易诱发患者恶心呕吐，对胃肠道产生刺激；若服用不当还会造成严重的过敏反应。因此，多采用麸炒等方法进行炮制，以缓和药性，降低毒性，改善饮片色泽、质地及气味，利于服用。

僵蚕中主要含有蛋白质、多肽、寡肽、游离氨基酸、多糖、黄酮、有机酸、甾体和微量元素等。麸炒的高温可使蛋白质的肽键发生热振荡作用，导致肽键断裂产生更多小分子肽段，使其结构发生不同程度的改变，从而降低蛋白活性，使其药性缓和；同时，辅料麦麸还能借助自身的多孔结构以及所含的膳食纤维、多糖、蛋白质等生物大分子的空间作用力而产生吸附作用，从而减少饮片黄曲霉毒素的含量，降低其毒性；此外，僵蚕在麸炒过程中发生的美拉德反应，使饮片的颜色和气味发生变化，更利于患者服用。同时，这些药效物质的变化也对僵蚕生、制饮片的药效作用产生了影响。麸炒后，蛋白质、内毒素及细菌代谢物含量下降，使僵蚕的抗惊厥作用降低，不良反应减少。僵蚕与麸炒僵蚕上述药效作用的变化也体现出了临床使用僵蚕饮片"生品偏于息风止痉，麸炒后偏于化痰散结"的合理性。

近年来，市场对僵蚕的需求量逐年增加。然而，市售僵蚕生、制饮片的质量情况堪忧，这也与僵蚕生、制饮片质量标准的现状有关。现行的《中华人民共和国药典》以及各地炮制规范中均缺少科学的质量控制方法，不能对僵蚕生、制饮片的质量进行有效的评价。因此，有必要继续探索僵蚕麸炒前后的物质基础及药效、毒性作用的变化情况，深入解析麸炒僵蚕的炮制原理。在此基础上，建立起具有科学性和专属性的僵蚕生、制饮片的质量控制体系，这对于保证僵蚕生、制饮片的质量及临床用药的安全性及有效性具有重要的价值。综上所知僵蚕作为临床常用的动物药，开展其炮制原理的研究具有很强的理论性和现实指导意义。然而，由于目前在僵蚕的药效物质基础及作用机制的研究方法、技术手段等方面尚不成熟，这也限制了炮制原理研究的深度。未来仍需在此方面进行深入研究，以期为僵蚕生、制饮片的临床应用提供更加科学的理论依据。

（戴小欢）

第八章

麸炒薏苡仁的研究

　　麸炒薏苡仁为禾本科植物薏米 *Coix lacryma-jobi* L.var.ma-yuen（Roman.）Stapf干燥成熟种仁的加工品。薏苡仁作为一种经济价值、营养价值、药用价值较高的药食两用中药，主要产自于福建、贵州、辽宁、河北等地。薏苡仁麸炒可影响甘油三油酸酯等活性物质的含量，促进糖类物质发生"美拉德"反应，使其在胃肠功能方面的作用发生变化，令麸炒薏苡仁"健脾"的作用增强。作为临床常用的大宗中药，为保证薏苡仁生、制饮片的质量及临床疗效，近年来，有学者对麸炒薏苡仁的炮制工艺及原理进行了研究。但是，目前关于薏苡仁麸炒前后药效变化的物质基础以及相关炮制原理研究仍显薄弱，相关研究仍有待深入开展。

一、薏苡仁麸炒过程中化学成分变化的研究

　　薏苡仁具有很高的营养价值，并含有丰富的脂肪酸及酯类、多糖、黄酮、三萜、生物碱、甾醇、内酰胺等活性物质，素有"禾本科之王"之称。麸炒能够促进薏苡仁中有效物质的溶出。有研究采用HPLC-ELSD法对薏苡仁不同炮制品中甘油三油酸酯的含量进行分析，结果发现，薏苡仁经不同方法炮制后，甘油三油酸酯的含量均有所增加。有研究还建立了薏苡仁中甘油三油酸酯的近红外定量模型和薏苡仁生品与麸炒炮制品的近红外定性鉴别模型，用于薏苡仁甘油三油酸酯含量的快速测定和薏苡仁不同炮制品的快速鉴定。

　　薏苡仁在麸炒过程中会发生美拉德反应，并产生具有焦香气味的糠醛及丁醛类物质。5-羟甲基糠醛及糠醛是美拉德反应的主要产物。有研究采

用HPLC法测定薏苡仁不同炮制品中5-羟甲基糠醛及糠醛的含量，结果发现，清炒薏苡仁中5-羟甲基糠醛含量为生薏苡仁的7倍，糠醛含量为生薏苡仁的2倍，说明加热可促进5-羟甲基糠醛、糠醛的产生；麸炒薏苡仁中5-羟甲基糠醛含量为生薏苡仁的31倍，糠醛含量为生薏苡仁的6倍，说明加热以及麦麸也可促进5-羟甲基糠醛、糠醛的产生。还有研究采用顶空GC-MS法测定薏苡仁不同炮制品中焦香味醛类物质的含量，结果发现，麸炒薏苡仁饮片中具有焦香气味的3-甲基丁醛和2-甲基丁醛含量明显高于生品饮片和清炒饮片；并且麸炒薏苡仁饮片表面二者的含量明显高于生品和清炒品，这说明麦麸在麸炒薏苡仁化学成分的变化过程中发挥了重要作用。

　　综上可见，麸炒对薏苡仁的化学成分具有较大的影响。但是，目前的研究仅关注了脂肪酸酯和美拉德反应产物的变化情况。薏苡仁中尚含有黄酮、三萜、生物碱、甾醇、内酰胺等其他类型的活性物质，这些化合物在麸炒过程中的变化情况仍有待研究。

二、薏苡仁麸炒前后临床应用及药效作用变化的研究

（一）薏苡仁麸炒前后临床应用的差别

　　薏苡仁又名薏米、苡米、苡仁，其味甘、淡、凉，归脾、胃、肺经，具有健脾渗湿、除痹止泻、清热排脓的功效。薏苡仁在我国具有悠久的药用历史，早在《神农本草经》中就被列为上品，"主筋急拘挛，不可屈伸，风湿痹，下气"；《本草纲目》记载"筋骨之病，以治阳明为本，故拘挛筋急，风痹者用之"；《本草经疏》记载"薏苡仁，性燥能除湿，味甘能入脾补脾，兼淡能渗泄，故主筋急拘挛不可屈伸及风湿痹，除筋骨邪气不仁，利肠胃，消水肿，令人能食"。可见，历代医家均认为薏苡仁长于利水渗湿，清热排脓，除痹止痛。目前，常与附子、败酱草、杜仲、黄芪、枸杞子等配伍治疗脚气水肿症，如薏苡附子败酱散、薏苡杜仲汤等；与苍术、羌活、独活、杏仁、白豆蔻等配伍治疗风湿痹痛，如薏苡仁汤、三仁汤等；与苇茎、冬瓜子、桃仁、牡丹皮、瓜蒌配伍治疗肺痈、肠痈，如苇茎汤、金鉴薏苡汤等。然而，薏苡仁性燥而寒，孕妇脾虚者禁用，《本草经疏》曰："凡病人大便燥，小水短少，因寒转筋，脾虚无湿者忌之。妊娠禁

用。"经麸炒后，薏苡仁寒凉之性偏于平和，还能够借助麦麸的健脾作用，长于健脾止泻，可用于脾虚泄泻、纳少腹胀等症。常与党参、白术、茯苓等配伍治脾虚泄泻等症，如参苓白术散；也可单独捣散或与粳米煮粥食之治疗筋脉拘挛，如薏苡仁散等。

在对历代生、制薏苡仁的临床应用情况进行调研的过程中发现，薏苡仁有多种炮制方法。其中，薏苡仁清炒后，健脾止泻、除湿的作用增强。壁土，即东壁土、陈壁土，《本草蒙筌》载"陈壁土制，窃真气骤补中焦"，即土炒薏苡可以增强其燥湿健脾和止泻的功效，多用于脾虚泄泻。糯米性温，具有补中益气、养胃的功效，用糯米炒制薏苡仁可以增强其健脾止泻的功效，还能中和薏苡仁的凉性。清代赵学敏《本草纲目拾遗》中载有主治老年人脾泄的玉露霜，其薏苡仁就是与糯米共炒而成。薏苡仁还有姜制法。姜性辛，能燥，具有除湿收敛的功效，姜汁拌炒薏苡仁可增强其利水渗湿之功，如《本经逢原》记载"薏苡仁，入理肺药姜汁拌炒，入利水湿药生用"。此外，经过浸制、蒸制、炒制等过程的法制薏苡仁，其性味、归经均发生了很大的改变，性由凉转微温，更适合儿童、老年人以及某些特殊病症人群，作用范围也由原本的脾、胃、肺经扩展为脾、肺、肝、肾经，利水祛湿、健脾止泻的功效亦优于现有的其他薏苡仁炮制品种。但是，目前仍以麸炒薏苡仁和清炒薏苡仁在临床应用更加广泛。

（二）薏苡仁麸炒前后药效作用差异的研究

现代药理学研究表明，薏苡仁具有抗肿瘤、抑制骨骼肌收缩、解热镇痛、抗炎、诱发排卵、降血糖、提高免疫力等作用。中医理论认为，薏苡仁麸炒后"健脾止泻"作用增强。那么，麸炒薏苡仁又是怎样增强"健脾止泻"的作用呢？有研究通过建立脾虚泄泻小鼠模型，探讨薏苡仁麸炒前后对胃排空率和肠推动率的影响，同时考察薏苡仁不同极性部位的药效作用差异，结果发现，薏苡仁生、制品在抑制小鼠胃排空功能方面均有明显作用，且从总体上来看麸炒品的作用强于生品。薏苡仁不同极性部位的作用比较，多糖溶液与混悬液的结果趋势相同，石油醚提取部位乳浊液组未见相同趋势，提示薏苡仁炮制前后对小鼠胃排空影响的差异可能与大极性多糖类成分的变化有关。有研究比较了薏苡仁生、制品对其胃排空、小肠推进率、腹泻指数、脾虚指数和胃肠激素 MTL、GAS、SST、VIP 的影响，结果证实，薏苡仁生、制品均能够提高并促进正常及脾虚小鼠胃肠动力，改善脾虚大鼠胃肠激素异常水平，且制品作用强于生品，表明麸炒确实可以增强薏苡仁健脾的功效。

中医理论认为，脾为后天之本，乃气血生化之源。现代人好食肥甘厚味，加之生活起居不规律、运动量少等诸多因素易导致脾虚气滞、湿浊内生，临床表现多为脾虚湿盛证。有研究通过建立高脂血症模型，以预防性实验的形式，探讨了薏苡仁生品与麸炒品混悬液降血脂作用的效果，结果发现，薏苡仁混悬液预防给药后各组血清胆固醇、甘油三酯均比模型对照组显著降低，且生品薏苡仁混悬液作用明显优于制品。可见，薏苡仁的确具有预防总胆固醇升高的作用，且生品作用强于制品。有研究采用了氧自由基清除能力法考察了薏苡仁生、制品的抗氧化活性，结果发现，生薏苡仁抗氧化活性比炒薏苡仁强。

通过上述研究也表明，麸炒薏苡仁"健脾止泻"的功效主要体现在改善胃肠功能。生品薏苡仁在降血脂及抗氧化方面的作用则更具有优势，考虑到薏苡仁与麸炒薏苡仁间的作用差别也体现出了临床使用麸炒薏苡仁用于"健脾止泻"的合理性。

三、麸炒薏苡仁的炮制工艺及原理研究

薏苡仁在我国使用已有几千年的历史，有关的炮制方法源远流长，散见于历代中医药学专著中，早在晋代《肘后备急方》的治风毒脚弱痹满上气方中就有"薏苡仁一升，捣为散……煮两匙末作粥，空腹食"，将薏苡仁捣为细末，增加溶出；南北朝的《雷公炮炙论》中出现了用2倍的糯米同熬、盐汤煮等炮制方法；唐朝的《备急千金要方》中治疗风湿挛不可屈伸方中出现了薏苡仁的酒渍法，"薏苡仁……上九味，以淳酒二斗渍一宿"。《素问》提到，薏苡仁性寒，不可用于治疗"因寒即筋急者"，而酒渍可以减弱药材的寒性，使其达到更好的药效。宋朝出现了炒薏苡仁，炒制是中药炮制中较为常用的方法，通过炒制可以加大有效成分的溶出，也可以减少药物的毒副作用。《太平圣惠方》中有微炒薏苡仁。明代李时珍的《本草纲目》提到土炒薏苡仁可治疗疝疾，其后又出现了糯米炒、盐炒、姜汁炒等制法（表8-1）。然而，受生产生活条件改变的影响，薏苡仁古代使用东壁土炒，现代多使用红土炒来代替。目前，全国及各省市炮制

规范中记载的薏苡仁炮制方法，主要有炒薏苡仁、麸炒薏苡仁、土炒薏苡仁等。其中，炒薏苡仁含直接炒制，以及蒸后干燥再清炒或砂炒，后者又称为法制。此外，《中华人民共和国药典》所记载的薏苡仁炮制品种也曾发生改变。1963年版为"炒苡米"，可用文火清炒或麸炒；1977年版中的"炒薏苡仁"，明确指出是清炒法；从1985年版至今，则仅收载"麸炒薏苡仁"。因此，为了保证麸炒薏苡仁的质量及临床疗效，我国学者在麸炒薏苡仁的炮制工艺及原理方面进行了大量的研究。具体情况如下。

表8-1 薏苡仁炮制历史沿革

朝代	炮制方法	出处	备注
晋	捣为散	《肘后备急方》	首载炮制方法
南北朝	每一两以糯米一两同炒熟，去糯米用；亦有更以盐汤煮过者	《雷公炮炙论》	始现合炒法
唐	渍	《备急千金要方》	始现酒渍法
	捣筛，碎，阴	《外台秘要》	始现阴干法
	细锉，浸酒。捣筛为散	《太平圣惠方》	—
宋	炒	《圣济总录》	始现单炒法
	东方壁土炒黄色	《游宦纪闻》	始现土炒法
	蒸令气馏，曝干，磨取仁	《证类本草》	—
	去梗，锉，炒	《普济本事方》	—
明	曝于日中，挪之得仁	《本草品汇精要》	—
	炒熟微研	《本草蒙筌》	—
	八月采实，春去壳，微炒用	《药性要略大全》	—
	甑中蒸熟，日中曝干，磨取其仁收之；如法取仁，细舂簸净，炒为散	《药性粗评》	—
	盐炒	《医学纲目》	始现盐炒法
	水洗略炒，或和糯米炒熟去米	《药性全备食物本草》	—
	①取子于甑中蒸，使气馏，曝干，按之得仁。亦可捻取之，或杵之；②每一两糯米一两同炒熟，去糯米用。亦有更以盐汤煮过者；③用东壁黄土炒过，水煮为膏	《本草原始》	—

续　表

朝代	炮制方法	出处	备注
	将子于甑中蒸，使气馏，曝干，按之得仁矣。亦可磨取之。凡用，每一两，以糯米一两用炒熟，去糯米用，亦有更以临汤煮过者	《上医本草》	—
	水淘曝干，炒透用	《删补颐生微论》	—
	炒	《本草通玄》	—
	凡使，每一两，以糯米一两同炒熟，去糯米用。亦有更以盐汤。以东壁黄土炒过	《本草纲目》	—
	水洗略炒，或和糯米炒热、去米	《医学入门》	—
	每一两，以糯米二两，同拌炒熟，去糯米，更以盐汤煮过片刻，晒干用	《本草乘雅半偈》	—
清	炒熟，微研	《本草备要》	—
	炒	《药笼小品》	—
	用东壁黄土炒过，水煮为膏	《本草汇笺》	—
	入理脾肺药，姜汁拌炒	《本经逢原》	始现姜炙法
	炒松用	《药性切用》	
	入理脾肺药，炒用，或姜汁拌炒。入利水湿药，生用	《药性蒙求》	
	或生或炒	《本草便读》	
	炒熟微研	《本草从新》	
	炒研	《本草撮要》	
	凡使，每一两，以糯米一两同炒熟，去糯米用。亦有更以盐汤煮过者，或炒，或生用	《本草害利》	
	糯米炒	《本草经解》	—
	糯米同炒用	《本草易读》	
	以糯米同炒、去米用良，亦有以盐汤煮过者	《本草择要纲目》	
	淘净，晒炒	《顾松园医镜》	
	姜汁拌炒	《本经逢原》	
	微炒用，盐水煮，或用壁土炒	《得配本草》	—

（一）麸炒薏苡仁的炮制工艺研究

薏苡仁的药用历史悠久，炮制方法多种多样。现代炮制方法由繁到简，由多种炮制方法共存到逐渐趋向统一，这也是在中医临床用药的实践中优胜劣汰的必然结果。目前，2020年版《中华人民共和国药典》收载的薏苡仁炮制方法为麸炒法；《福建省中药饮片炮制规范》中收载的炮制方法为麸炒法、清炒法、砂炒法和土炒法。麸炒薏苡仁作为主流炮制方法的工艺并不复杂，即将炒制容器加热到撒入麦麸即刻烟起的程度，依次加入一定量的麦麸与薏苡仁，翻炒至饮片表面淡黄色，略鼓起时，立即取出，筛去麦麸。但是，上述有关麸炒薏苡仁的炮制工艺表述相对含糊，缺乏具体操作细则及可量化的评价指标。实际操作中，成品的颜色判断依靠主观经验；并且麸炒炮制的时间短，炒制过程中烟气大，药材的颜色变化难以观察，这些都使炮制品的质量难以把握。为保证麸炒薏苡仁工艺的科学性和规范性，研究者对麸炒薏苡仁的炮制工艺进行了一系列的研究。有学者采用CM-5型分光测色计（电子眼）及Heracles NEO超快速气相电子鼻技术，并结合判别分析、主成分分析、判别因子分析、风味热图等方法对获取的数据进行分析，结果发现，随着炮制程度的加深，薏苡仁外观色泽整体上呈现变暗（L*值不断降低）、变红（a*值不断增加）、变黄（b*值不断增加）的变化趋势，这种基于粉末色度值L*、a*、b*所构建的判别函数可实现生薏苡仁及不同炮制程度麸炒薏苡仁饮片的区分，这也为薏苡仁炮制品的性状鉴别提供了新的方法与思路。

有研究者选择薏苡仁多糖得率为评价指标，以炒制温度、炒制时间及麦麸用量为考察因素，在单因素实验的基础上，采用Box-Behnken响应面法对麸炒薏苡仁的最佳炮制工艺进行优化，确定了麸炒薏苡仁最佳炮制工艺为炒制温度220℃，炮制时间62秒，麦麸用量为生药量的21%；有学者以薏苡仁中甘油三油酸酯和多糖的含量为指标，以炒制温度、炒制时间及麦麸用量为考察因素，利用正交设计对麸炒薏苡仁的最佳炮制工艺进行优化，确定了麸炒薏苡仁最佳炮制工艺为炒制温度210～220℃，炮制时间60秒，麦麸用量为生药量的20%。由上可见，研究者在进行麸炒薏苡仁工艺优化研究过程中所选用的指标性成分有限，因此，所得到的麸炒薏苡仁最佳工艺基本相似。然而上述麸炒薏苡仁炮制工艺的研究大都在实验室进行，其结果对工业生产的指导意义不足，因此，关于麸炒薏苡仁的炮制工艺优化仍有待于进一步系统、全面的探究。这既有赖于对麸炒薏苡仁药效物质基础的系统研究，还需要在工艺优化的过程中综合实际生产情况，才能使得到的工艺参数更加科学化和规范化。

（二）麸炒薏苡仁的炮制原理研究

薏苡仁作为临床常用的健脾渗湿药，味甘、淡，性微寒，归脾、胃、肺经，能利水渗湿、清热排脓、健脾止泻。中医为了满足临床辨证论治的需要，自南北朝时期始有薏苡仁合炒的炮制方法，历代相继又出现了盐炒、清炒、姜汁炒、土炒、糯米炒等方法。关于薏苡仁的炮制理论，清《本草述钩元》中有"清肺热者生用"，《本经逢原》有"入理肺药姜汁拌炒，入利水湿药生用"，《医家四要》有"清肺生用，理脾微炒"，《得配本草》谓"微炒用，治病气。引药下行，盐水煮或用壁土炒。治泻痢，糯米炒。治肺痈利二便，生用"等的记载。

近年来，为确保薏苡仁生制饮片的质量及临床疗效，我国学者对薏苡仁麸炒过程中化学成分及药效作用变化的相关机制进行了研究，结果发现，麸炒薏苡仁能够促进其所含的糖类及氨基酸间发生美拉德反应，并使其改善"脾虚"模型动物的胃排空、小肠推进率、腹泻指数、脾虚指数和胃肠激素能力增强。然而，目前关于薏苡仁麸炒前后的黄酮、三萜、生物碱、甾醇、内酰胺等活性物质在麸炒过程的变化规律以及对相关药效作用的研究尚不深入，未来仍需开展相关的研究。此外，美拉德反应作为薏苡仁麸炒过程中的重要化学机制，有关5-羟甲基糠醛等反应产物的药效作用争议较大。因此，有必要开展相关药效及安全性研究，从而为薏苡仁的炮制机制研究提供理论支持。

小结与展望

薏苡仁又称薏仁、苡仁、苡米、薏米等，作为一种经济价值、营养价值、药用价值较高的药食两用作物。中医认为，薏苡仁久服轻身益气，是益中气、去湿、治痿之要药。随着人们对饮食营养重视程度的不断提高，薏苡仁也越来越受到消费者的青睐。现代研究发现，薏苡仁具有增强免疫、调节肠道菌群等作用，能治疗癌症、高血压、高脂血症、脂肪肝、类风湿性关节炎等疾病，也可作为药膳辅助疾病的治疗，而且临床不良反应少，用药更为安全。

中医学认为，薏苡仁生品偏于寒凉，长于利水渗湿、清热排脓，多用于小便不利、风湿痹痛等症。薏苡仁炒制后能产生香味，香能醒脾，可以增加其健脾止泻的作用，多用于脾虚泻泄症。实际上，历代沿用过的薏苡仁炮制方法还有清炒、麸炒、盐炒、糯米炒、土炒、姜汁拌炒、盐汤煮等。至现代，全国各地的炮制规范仍有炒薏苡仁、麸炒薏苡仁、土炒薏苡仁的记载。其中，炒薏苡仁含直接炒制，以及蒸后干燥再清炒或砂炒，后者又称为法制。《中华人民共和国药典》所记载的薏苡仁炮制品种则仅有麸炒薏苡仁，临床使用的薏苡仁炮制品也多为麸炒薏苡仁。然而，目前关于薏苡仁麸炒后健脾作用增强的机制研究仍不够全面，尤其是化学成分研究，主要关注炮制前后糖类物质与氨基酸间的美拉德反应。但是，关于该反应产物的有效性及安全性仍具有较大争议。并且薏苡仁中尚含有黄酮、三萜、生物碱、甾醇、内酰胺等其他类型的化合物，这些化合物在麸炒过程中的变化情况仍有待研究。此外，目前对于薏苡仁麸炒后健脾作用增强的药效学研究的层次及深度相对不足，尚不足以全面阐释薏苡仁炮制后增效的机制。因此，后续对于薏苡仁麸炒过程中其他化学成分的变化情况以及相关的药效机制仍有待深入研究。

（戴小欢）

第九章

麸煨肉豆蔻的研究

麸煨肉豆蔻为肉豆蔻科植物肉豆蔻 *Myristica fragrans* Houtt. 干燥种仁的加工品。肉豆蔻具有悠久的药用历史，主产于马来西亚、印度尼西亚、巴西等地，我国在云南、海南、台湾等地亦有引种。肉豆蔻在历代有多种炮制方法。目前，临床多使用麸煨肉豆蔻。肉豆蔻麸煨可使挥发油中毒性成分肉豆蔻醚、黄樟醚含量降低，而止泻成分甲基丁香酚和甲基异丁香酚的含量增加，从而使止泻、抗炎等药效作用以及对中枢神经系统的毒性发生变化。但是，目前关于肉豆蔻麸煨前后药效变化的物质基础以及相关炮制原理仍存在争议，相关研究仍有待深入。

一、肉豆蔻麸煨过程中化学成分变化的研究

肉豆蔻中所含化学成分主要包括挥发性和非挥发性两大类。挥发性成分主要含单萜烃类、倍半萜烯类、芳香醚类、单萜醇类、酯类等；非挥发性成分主要包括木脂素、苯丙素以及二芳基壬酮类等。麸煨对肉豆蔻中挥发性成分的组成及含量具有较大影响。有学者对肉豆蔻不同炮制品进行了实验研究，结果发现，肉豆蔻炮制品挥发油的含量均降低，且挥发油的颜色加深、比重增大、旋光度减小、折光率有所改变，有毒成分肉豆蔻醚含量降低。有研究还发现肉豆蔻炮制后挥发油含量降低、颜色加深、比重增大、旋光度减小、折光率亦有所变化，并且发现肉豆蔻炮制品中挥发油的含量与炮制温度、时间和辅料的种类有密切关系。有研究者对肉豆蔻不同炮制品挥发油含量变化进行了分析，结果发现，炮制温度和时间对挥发油的含量有显著影响，在受热温度相同情况下，炮制时间是影响挥发油含量

的重要因素，随着受热时间的延长，肉豆蔻的挥发油含量逐渐减少。有学者对肉豆蔻不同炮制品的挥发油进行了研究，结果发现，肉豆蔻炮制后挥发油含量降低，比重、折光率增加，旋光度降低；通过GC-MS联用技术比较肉豆蔻炮制前后挥发油的组成，发现麸煨对挥发油的组成影响不大，却可使毒性成分肉豆蔻醚、黄樟醚有所降低。研究者采用HPLC测定了不同炮制品挥发油中丁香酚、甲基丁香酚、甲基异丁香酚的含量，结果发现，肉豆蔻麸煨后丁香酚含量变化不大，而甲基丁香酚、甲基异丁香酚明显增加。还有学者采用GC-MS法对肉豆蔻麸煨前后的挥发油成分进行分析，结果发现，肉豆蔻经炮制后挥发油成分发生了质和量的变化，有13种新成分增加，4种成分消失，包括止泻成分甲基丁香酚、甲基异丁香酚含量增加，毒性成分肉豆蔻醚、黄樟醚含量降低。麸煨对肉豆蔻中非挥发性成分的组成及含量也具有一定的影响。有研究对肉豆蔻、麸煨肉豆蔻、切片后麸煨肉豆蔻中肉豆蔻木脂素、去氢二异丁香酚2种非挥发性性成分的含量进行测定，结果发现，肉豆蔻麸煨前后肉豆蔻木脂素、去氢二异丁香酚这两种成分含量均降低，麸煨对肉豆蔻木脂素影响较小，对去氢二异丁香酚含量影响较大。有研究者对二神丸中药物炮制前后化学成分含量变化进行分析，结果显示，5个批次二神丸中肉豆蔻经炮制（麸煨）后，去氢二异丁香酚的含量降低。有研究者采用电感耦合等离子体质谱法对肉豆蔻麸煨前后的无机元素进行分析，结果发现，肉豆蔻中富含镁、钙、铁、钠、钾等无机常量必需元素和锰、铜、锌、硒、铬、钴、钒、镍等微量必需元素，经炮制后钙、铁、钠等元素的含量有所升高，镁、钾有所降低；肉豆蔻中铝、锑、铍等潜在有毒元素含量较低，炮制后基本没有变化。可见，肉豆蔻中富含对人体有益的无机元素，有害元素含量低；炮制后部分无机元素含量升高，而有害元素含量无明显变化。

　　综上可见，麸煨对肉豆蔻的化学成分具有较大的影响。但是，目前的研究仍集中在挥发油、木脂素等少数化合物类型。肉豆蔻中尚含有二芳基壬酮类等其他类型的化合物，这些化合物在麸煨过程中的变化情况仍有待研究。

二、肉豆蔻麸煨前后临床应用及药效作用变化的研究

（一）肉豆蔻麸煨前后临床应用的差别

肉豆蔻又名豆蔻、肉果、玉果、顶头肉，始载于唐代《本草拾遗》，具有悠久的药用历史，其性味辛，温，归脾、胃、大肠经，具有温中行气、涩肠止泻的功效、多用于脾胃虚寒、久泻不止、脘腹胀痛、食少呕吐等症。肉豆蔻也是常用的蒙药和藏药，可用于治疗心赫依、心刺痛、谵语、昏厥、心慌、司命赫依病、消化不良等症。肉豆蔻生品因含大量油脂，有滑肠之弊，且刺激性较强，故多炮制后入药。肉豆蔻经麦麸煨制后，固肠作用增强，常用于脾胃虚寒、久泻不止、脘腹胀痛、食少呕吐等症。常与白术、诃子、肉桂、补骨脂、吴茱萸、五味子、木香、半夏、生姜配伍治疗泻痢日久、脾肾虚寒、滑脱不禁、五更泄泻、不思饮食、脾胃气滞所致的脘腹胀痛、食欲不振、呕吐反胃、肠鸣腹痛等，如养脏汤、四神丸、肉豆蔻散等。

关于肉豆蔻麸煨去油的目的，清代《玉楸药解》有"面包煨，研去油，汤冲肉豆蔻，辛香颇动恶心，服之欲吐，宜蜜小丸，烘干汤送"的记载，这说明肉豆蔻煨后去油，可避免引起恶心、呕吐等。清代《本草便读》谓肉豆蔻"煨熟又能实大肠，止泻病"，认为肉豆蔻经煨制后，可增强固肠止泻的作用，并能降低毒性。近代，有学者对肉豆蔻的这一炮制作用进行研究，结果发现，肉豆蔻生品有显著的止泻作用，而炮制不能增强肉豆蔻的止泻作用，并且药理研究也未发现肉豆蔻的急性毒性作用，并认为肉豆蔻不用炮制。还有研究者为了验证传统观点"肉豆蔻制后免去滑肠之弊""盖欲去其油用其熟"等，采用肉豆蔻脂肪油温浴给小鼠灌胃，无泻下作用出现，只出现暂时的昏睡，第2日才出现轻度泻下；尝试给肉豆蔻脂肪油1小时后再给蓖麻油也出现止泻作用，故认为肉豆蔻制后免滑肠和去其油用其熟没有意义。那么，肉豆蔻临床是否应该区别使用生、制品以及上述验证实验是否合理，这些内容仍有待进一步的验证。

（二）肉豆蔻麸煨前后药效作用差异的研究

按照中医理论，肉豆蔻具有温中行气、涩肠止泻之功。多用于脾胃虚

寒、久泻不止、脘腹胀痛、食少呕吐等症。麸煨后止泻作用增强，临床上多用于治疗脾胃虚寒之久泻不止和五更泄泻。现代药理研究表明，肉豆蔻具有止泻、抗氧化、抗炎、抗肿瘤、抗菌、抗痉挛、抗抑郁、保肝、降血糖及血脂等多种药理作用；且肉豆蔻挥发油还具有一定的中枢抑制作用。那么，肉豆蔻的炮制对其药效及毒性产生了怎样的影响呢？有学者对肉豆蔻麸煨前后的药效作用进行了大量研究。通过对肉豆蔻及其炮制品的止泻作用进行比较研究，结果发现，肉豆蔻及其炮制品有明显的止泻作用，该作用主要是通过抑制肠蠕动以及前列腺素的生物合成来实现。有学者对肉豆蔻不同炮制品对小鼠小肠推进及药物性腹泻的影响进行了研究，结果发现，肉豆蔻经煨制后可对抗番泻叶及蓖麻油的致泻作用，且肉豆蔻的炮制品与生品比较，能明显抑制小鼠小肠推进运动，并能抑制新斯的明引起的小肠推进功能亢进。有研究者对肉豆蔻炮制后固肠止泻作用进行了研究，结果显示，各炮制品对肠管的抑制和对抗乙酰胆碱的作用较生品强。上述研究结果证明了肉豆蔻炮制后用于固肠止泻的科学性。此外，还有研究发现，生、制肉豆蔻均具有较好的抗炎作用，尤其以对蛋清致炎者更为明显；并且生、制肉豆蔻还具有很好的抑菌作用，麸煨后对肺炎杆菌、变形杆菌及金黄色葡萄球菌的抑制作用增强。有学者对肉豆蔻及炮制品醇提取物的止泻及抗炎作用进行研究，结果发现，肉豆蔻经炮制后止泻、抗炎作用均增强。有研究者还考察了肉豆蔻及炮制品（麸煨、面煨）醇提物对羟自由基的清除率以及对超氧阴离子的清除率，结果发现，肉豆蔻炮制后抗氧化作用降低。由此可见，肉豆蔻经麸煨后抗炎、抑菌、止泻作用增强，而抗氧化作用减弱，这或是其止泻作用增强的重要机制之一。同时，考虑肉豆蔻麸煨前后的药效差别也体现出了临床使用麸煨肉豆蔻用于"止泻"作用的合理性。

（三）肉豆蔻麸煨前后对复方药效作用影响差异的研究

复方入药和饮片炮制是中医临床用药的两大特色，同时是中药和天然药物的重要区别，为了更好地比较肉豆蔻麸煨前后的药效作用差异，并解析其中的药效机制，有研究将生肉豆蔻、麸煨肉豆蔻同时纳入方剂中进行研究，并比较生、熟饮片互换后方剂药效作用的变化情况，从复方应用角度阐释肉豆蔻生、熟饮片配伍作用的异同，进而为临床用药提供科学依据。有研究者探讨补骨脂、肉豆蔻生、制品分别配伍组成的二神丸对"脾肾阳虚泄泻"小鼠止泻作用的差异，结果显示，补骨脂盐炙品与肉豆蔻麸煨品组成的二神丸对"脾肾阳虚泄泻"型小鼠有明显的止泻作用，可明显延长番泻叶所致急性腹泻小鼠的首次泄泻时间，降低稀便率、稀便级和腹泻指数，提示二神丸中补骨脂和肉豆蔻分别经过盐炙和麸煨后止泻作用增强。有学者从能量代谢角度比较了二神丸中补骨脂、肉豆蔻炮制前后对"脾肾阳虚泄泻"大鼠的调控效应，结果发现，盐炙补骨脂和麸煨肉豆蔻组方的二神丸能显著增强模型大鼠肝组织 Na^+-K^+-ATP酶，Ca^{2+}-Mg^{2+}-ATP酶及琥珀酸脱氢酶的活性，降低乳酸脱氢酶的活性，提示其增效作用可能与促进能量代谢相关酶的活性有关。有研究者考察了二神丸中补骨脂、肉豆蔻炮制前后对"脾肾阳虚泄泻模型大鼠"肠道菌群和肾脏线粒体解偶联蛋白2（uncoupling protein 2，UCP2）基因表达的影响，结果发现，盐炙补骨脂和麸煨肉豆蔻组方的二神丸能够促进模型动物肠道有益菌的增殖、抑制有害菌，并下调肾脏组织UCP2的表达，提示其增效作用可能与调节肠道菌群及机体基础代谢率有关。还有研究者运用代谢组学的方法，研究了二神丸中补骨脂、肉豆蔻炮制前后对"脾肾阳虚泄泻"大鼠血清及尿液中内源性代谢物的影响，探讨二神丸中补骨脂、肉豆蔻炮制增效的机制，结果显示，二神丸中补骨脂、肉豆蔻炮制增效作用可能与抑制过氧化、改善氨基酸、脂类以及能量代谢，调节肠道菌群等有关。由上可见，二神丸中使用麸煨肉豆蔻能够增强其止泻的功效，这可能与肉豆蔻炮制后对能量代谢及肠道菌群的调节作用增强有关。

（四）肉豆蔻麸煨前后对毒性作用的研究

肉豆蔻历代均记载无毒，只有《玉楸药解》中提到"汤冲肉豆蔻辛香颇动恶心，服之欲吐，宜蜜小丸烘干汤送"。现代研究发现，肉豆蔻挥发油具有一定的毒性，主要表现为中枢神经系统毒性，给予小鼠灌胃肉豆蔻挥发油半数致死剂量 LD_{50} 为7.67g/kg，大多数中毒小鼠会做环形运动，呼吸急促，步态蹒跚。有研究表明，挥发油中黄樟醚、甲基丁香酚、β-没药烯、肉豆蔻醚及榄香脂素是其中的毒性成分，并且甲基丁香酚对大鼠和小鼠具有致癌性。有研究者比较了肉豆蔻及其炮制品的毒性，结果发现，肉豆蔻经煨制后毒性降低。有学者采用代谢组学的研究方法对肉豆蔻麸煨炮制前后对大鼠长期毒性作用机制的差异性进行研究，结果表明，肉豆蔻生品组长期给药会导致机体出现泛酸、肉毒碱 C 2：0 和氨基酸代谢异常，引起肝损伤，具有一定的肝毒性；麸煨炮制后这些代谢异常得到了一定程度的缓解，可降低肝损伤和肝毒性，起到一定的肝脏保护作用。并且生品组尿样中肌酐含量较正常组显著降低，肉豆蔻麸煨炮制后，尿样中肌酐含量与正常组无显著差异，表明肉豆蔻麸煨炮制后能减低肾脏毒性。由此可见，肉豆蔻的毒性主要来源于挥发油部位，通过炮制可以减少挥发油的含量，从而降低其对中枢神经系统以及肝脏和肾脏的毒性，这也证明了传统炮制的合理性。

三、麸煨肉豆蔻的炮制工艺及原理研究

关于肉豆蔻的炮制，最早见于南北朝刘宋时期的《雷公炮炙论》："凡使，须以糯米作粉，使热汤搜裹豆蔻，于糖灰中炮，待米团子焦黄熟，然后出，去米，其中有子，取用，勿令犯铜。"宋代《本草图经》中引用《续传信方》有"治脾泄气痢等，以豆蔻二颗，米醋调面裹之，置糖灰中煨令黄，和面碾末"的记载。宋代《太平圣惠方》《苏沈良方》等文献中除记载有净制和切制法以外，还有面裹煨、麸煨、滑石粉煨、去油制霜、麦麸蒸、蛤粉炒、面粉炒、醋浸、药酒浸、粟米炒、湿纸裹煨等10余种方法（表9-1）。目前，应用最多的炮制方法是麦麸煨制，也被收录在2020年版《中华人民共和国药典》；其次是面裹煨、滑石粉煨、去油制霜、麦麸蒸、蛤粉炒、面粉炒等；而醋调面裹煨、醋浸、药酒浸、粟米炒、湿纸裹煨，已不多用。因此，为保证麸煨肉豆蔻的质量及临床疗效，我国学者在麸煨肉豆蔻的炮制工艺及原理方面进行了大量的研究。具体情况如下。

表9-1　肉豆蔻炮制历史沿革

朝代	炮制方法	出处	备注
南北朝	须以糯米作粉，使热汤搜裹豆蔻，与糖灰中炮，待米团子焦黄熟，然后出，去米	《雷公炮炙论》	始现炮制方法
唐	肉豆蔻五颗，和皮碎	《外台秘要》	—

续　表

朝代	炮制方法	出处	备注
宋	去壳，只用肉	《本草衍义》	—
	以肉豆蔻两颗，米醋调面裹之，置灰火中，煨令黄，和面碾末	《本草图经》	始现煨制
	面裹煨，令焦去壳；去壳，面裹煨令黄	《圣济总录》	—
	炒黄色，切片子；粟米炒以黄为度	《洪氏集验方》	—
	研末，炼蜜和圆；研末，生姜汁煮，面糊为圆；去壳炮；去壳微炒；纸裹煨	《太平惠民和剂局方》	—
金元	面裹煨，以面熟去面用	《御药院方》	—
明	糯米粉裹煨，去粉，擂碎	《神农本草经疏》	—
	肉豆蔻十枚，去壳醋浸两宿；肉豆蔻一两，用药酒浸，破故纸同炒，干燥，不用故纸	《普济方》	—
	麸炮	《医方集宜》	—
	肉豆蔻五钱，乳香二钱半，生姜五片，同炒黑色，去姜，研为膏收	《本草纲目》	—
	面包煨熟用或锉如豆大以干面拌炒熟，去面用之妙，盖欲去其油而用其熟耳	《景岳全书》	—
清	裹面包煨熟，切片，纸包槌去油	《增订寿世保元》	—
	醋调面裹煨	《修事指南》	—
	糯米粉裹，煨熟，去油用，忌铁	《本草求真》	—

（一）麸煨肉豆蔻的炮制工艺研究

肉豆蔻生品含有大量油脂，有滑肠之弊，且刺激性较强，自古便有"去其油用其熟"之说。目前，虽然肉豆蔻的炮制方法很多，《中华人民共和国药典》却仅收录了麸煨肉豆蔻，其他亦有切片煨或打碎后煨者。煨炮肉豆蔻的方法是提出最早、沿用年代最长、文献记载最多的炮制方法。关于煨炮肉豆蔻的辅料又有面、麸、纸和滑石粉等，其中以面裹煨记载最多。面裹煨法由于在加热过程中面皮失水而产生吸附作用，能够吸收肉豆蔻内含的部分油质，加之受热使肉豆蔻中的化学成分发生理化性质和药理作用变化，从而达到了预期的炮制目的，这是值得肯定的炮制经验。但是，古代的面裹煨法是将肉豆蔻面裹后放在糖灰中加热，不易掌握火力火候，难免发生焦糊现象，故在明清时期提出"面炒法"，可视为面煨法的改进和发展。目前，又将面炒衍变为滑石粉或河砂拌炒，使肉豆蔻受热缓慢而且均匀，从而保证炮炙品的质量和疗效，这无疑也可看作面煨法的衍变和面炒法的发展。然而，面皮（面粉）虽能吸附部分油脂，但用量较大，炮制品成本高，也逐渐衍变发展为纸煨、麸煨，还有用其他辅料煨。目前，又以麸煨法应用最为广泛。为了保证麸煨肉豆蔻饮片的有效性和安全性，近代有研究者开展了麸煨肉豆蔻的炮制工艺优化研究。有研究者以甲基丁香酚、甲基异丁香酚、肉豆蔻醚和黄樟醚的含量为考察指标，以麸煨温度、麸煨时间和麦麸用量为考察因素，采用L9（3^4）正交实验，对肉豆蔻的炮制工艺进行优化，确定麸煨肉豆蔻的最佳炮制工艺为肉豆蔻浸泡6小时，在170～180℃，麸煨25分钟，每100kg肉豆蔻，用麦麸40kg。有学者以总木脂素、挥发油和脂肪油的含量为评价指标，以麸煨温度、麸煨时间和麦麸用量为考察因素，采用L9（3^4）正交设计，优选麸煨肉豆蔻片的炮制工艺，确定麸煨肉豆蔻片最佳炮制工艺为，肉豆蔻片在110～120℃煨制20分钟，每100g肉豆蔻，用麦麸40g。然而，由于上述麸煨肉豆蔻炮制工艺的优化研究大都在实验室进行，其结果对工业生产的指导意义仍不足。目前，《中华人民共和国药典》记载麸煨肉豆蔻的方法也仍是"取净肉豆蔻，加入麸皮，麸煨温度150～160℃，约15分钟，至麸皮呈焦黄色，肉豆蔻呈棕褐色，有裂隙时取出，筛去麸皮，放凉。用时捣碎。每100g肉豆蔻，用麦麸40g"。这一工艺也不能满足工业化生产的需求。因此，对麸煨肉豆蔻的炮制工艺优化仍有待进一步系统、全面的探究。这既有赖于对麸煨肉豆蔻药效物质基础的系统研究，也需要在工艺优化的过程中综合实际生产情况，才能使得到的工艺参数更加科学化和规范化。

（二）麸煨肉豆蔻的炮制原理研究

肉豆蔻是临床常用中药，具有悠久的药用历史。目前，多用于治疗消化道紊乱、呕吐、腹泻、风湿病、霍乱、胃胀气、心慌和精神错乱等疾病。肉豆蔻生品含有大量油脂，有滑肠之弊。清代《玉楸药解》载肉豆蔻"辛香颇动恶心，服之欲吐"，故需煨制。表明肉豆蔻经煨制后可增强固肠止泻的作用;《本草便读》也有"肉豆蔻煨熟又能实大肠，止泻痢"的记载。现代研究表明，肉豆蔻所含挥发油少量服用能促进胃液分泌及胃肠蠕动，有促进食欲、消胀止痛的作用。若大量服用会对消化系统产生抑制作用，从而产生"燥性"或"酷性"。通过炮制可使肉豆蔻挥发油部分发生异构化反应，或受热挥发，或被辅料吸附而减少，避免服用量大产生副作用。有研究发现，肉豆蔻炮制后挥发油含量明显降低，毒性成分肉豆蔻醚、黄樟醚含量也随之降低，而甲基丁香酚和甲基异丁香酚的增加使止泻作用增强，提示肉豆蔻的炮制具有减毒和增效的双重意义。有学者通过模拟炮制的方法，采用不同温度对肉豆蔻挥发油进行加热，并将挥发油中甲基丁香酚、甲基异丁香酚含量，与未加热的原油中二者的含量进行动态比较，结果发现，肉豆蔻炮制后止泻成分甲基丁香酚、甲基异丁香酚的含量增加，这可能主要是由挥发油受热后某些成分发生转化而产生。基于上述的研究，辽宁中医药大学的贾天柱教授提出了肉豆蔻的炮制理论，即"降醚减毒、增酚增效"。然而，该理论仅考虑了肉豆蔻的挥发性部位，未对肉豆蔻的其他活性部位进行探讨。

事实上，肉豆蔻炮制还可促进具有止泻作用的木脂素等脂溶性成分含量增加。有研究者采用番泻叶致小鼠腹泻模型和正常小鼠小肠推进实验考察肉豆蔻及炮制品不同提取物的止泻作用，结果显示，肉豆蔻及炮制品止泻的有效部位除挥发油外还有脂溶性活性成分；炮制后挥发油含量虽然降低，但止泻作用却增强，可能与炮制后脂溶性成分（木脂素类）在体内吸收增加有关。有学者研究麸煨肉豆蔻不同提取物对大鼠离体肠管自发活动的影响，结果也发现，麸煨肉豆蔻除挥发油外，醇提物的脂溶性部位也是止泻的有效部位。因此，有必要对肉豆蔻的非挥发性部位进行系统的研究，从而为肉豆蔻的炮制机制研究提供更多的理论支持。

综上所述，肉豆蔻作为临床常用中药，为保证其生、制饮片的质量及临床疗效，仍需继续探索肉豆蔻麸煨前后的物质基础及药效作用的变化情况，深入解析麸煨肉豆蔻的炮制原理，从而为临床合理地应用肉豆蔻生、制饮片提供更多的理论依据。

小结与展望

肉豆蔻具有悠久的药用历史，始载于唐代《本草拾遗》，别名豆蔻、肉果、玉果、顶头肉、迦拘勒、脾家瑞气等，藏语名为纳玛苏玛纳益桑玛。肉豆蔻主产于马来西亚、印度尼西亚、斯里兰卡等国。此外，西印度群岛亦产。我国过去仅在台湾、云南等地栽培肉豆蔻，近年在海南大面积引种成功，但药材多以进口为主。中医认为，肉豆蔻，味辛，性温，归脾、胃、大肠经，具有温中行气、涩肠止泻之功，多用于脾胃虚寒、久泻不止、脘腹胀痛、食少呕吐等症。肉豆蔻经麦麸煨制后，固肠止泻作用增强，常用于脾胃虚寒、久泻不止、脘腹胀痛、食少呕吐等症。肉豆蔻历代炮制方法较多，包括面裹煨、麦麸煨、滑石粉煨、蒸制、蛤粉制、炒制、土制、制霜等，其中，以面裹煨法应用最多。近代，受炮制工艺及生产成本等影响，肉豆蔻基本上均采用麸煨法。自2010年版《中华人民共和国药典》开始，肉豆蔻的法定炮制方法也仅为麸煨肉豆蔻，临床使用的肉豆蔻炮制品也多为麸制品。

现代研究表明，肉豆蔻的主要活性成分包括挥发油、木脂素以及二芳基壬酮类等，具有抗菌、抗炎、抗氧化、抗癌、保肝、降血糖血脂等多种药理学活性。目前，关于肉豆蔻炮制作用的研究多围绕两个方面：一方面是为了减少挥发油中的毒性成分，另一方面是为了增强固肠止泻作用。实际上，肉豆蔻挥发油中有毒成分和有效成分共存，某些毒性成分亦是有效成分，如肉豆蔻醚既有致幻麻醉作用，也有癌症预防作用。因此，肉豆蔻挥发油的去除问题应辨证看待。此外，关于肉豆蔻的毒性，历代本草多记载肉豆蔻无毒，如《重修政和经史证类备用本草》记载有"肉豆蔻辛温无毒，主鬼气，温中治积冷心腹胀痛"，其他本草也多有类似记载，所以在对肉豆蔻的炮制作用方面很少见有解毒字样。历代炮制多强调去油而实大肠止泻痢。由此可见，所谓"减毒"之说，也是近代发现肉豆蔻醚、黄樟醚等成分的中枢抑制作用之后才被提出。

目前，对肉豆蔻炮制过程中挥发油含量和组分的药效作用研究相对较多。但是，对于木脂素等非挥发性成分的研究较少。木脂素以及二芳基壬酮类化合物是肉豆蔻属植物的主要活性成分之一，新木脂素衍生物也被从肉豆蔻中分离出来。目前对肉豆蔻麸煨前后的药效学研究的层次及深度相对不足，多数以对提取物的研究为主，缺乏对单体化合物以及从分子层次的药效机制研究。因此，后续对于肉豆蔻在麸煨过程中非挥发性化学成分的变化情况以及相关的药效机制仍有待深入的研究。

事实上，目前市售肉豆蔻生、制饮片的质量情况堪忧，这也与肉豆蔻生、制饮片的质量标准情况有关。现行的《中华人民共和国药典》以及各地现行的炮制规范中均缺少科学的质量控制方法，更没有体现出生、制肉豆蔻饮片间的差异，不能对肉豆蔻生、制饮片的质量进行有效的评价。因此，有必要通过系统的中药炮制原理研究，进一步明确肉豆蔻生、制品功效差异的主要活性成分及作用机制。在此基础上，未来可以建立起具有科学性和专属性的肉豆蔻生、制饮片的质量控制体系，这对保证肉豆蔻生、制饮片的质量和临床疗效具有重要的价值。

（赵启苗）

第十章

麸煨木香的研究

麸煨木香为菊科植物木香 *Aucklandia lappa* Decne. 干燥根的加工品，主产于印度、巴基斯坦、缅甸等地，我国在云南、广西壮族自治区、四川、西藏自治区等地亦有种植。木香具有悠久的药用历史，并在历代有多种炮制方法，目前临床多使用煨木香。其中，麸煨木香可使其挥发性成分的组成及含量发生变化，从而使止泻、胃黏膜保护等药效作用发生变化。但是，目前关于木香麸煨前后药效变化的物质基础以及相关炮制原理仍存在争议，相关研究仍有待深入。

一、木香麸煨过程中化学成分变化的研究

木香所含化学成分主要包括挥发油、萜类、甾体、糖苷、苯丙素类、生物碱、脂肪酸及其酯和氨基酸等。倍半萜和倍半萜内酯是木香的主要化学成分，也是重要的活性成分。木香经炮制后挥发油含量均较生品降低，比旋度、折光率也均下降，密度几乎无变化。麸煨对木香挥发性成分的组成影响较大。有研究者采用顶空进样结合GC-MS联用的方法对木香不同炮制品的挥发性成分进行分析，结果发现，生品木香、炒木香、麸炒木香、麸煨木香、纸煨木香共有的成分仅有16种，分别为β-榄香烯、α-紫罗酮,2,6-二甲基-6-（4-甲基-3-戊烯基）-双环庚-2-烯、蛇麻烯、6,10-二甲基-5,9-十一双烯-2-酮、A-姜黄烯、β-紫罗酮、2-甲基丁醛、2,3-丁二醇、糠醛等。其中，1,3-环辛二烯是生品木香和纸煨木香含量最高的成分，1,4-环辛二烯是炒木香和麸煨木香含量最高的成分，螺环［2.1.2.2］壬烷-8-酮是麸炒木香的含量最高的成分。有学者采用GC-MS对木香及其麸

煨品的挥发性成分进行分析,结果发现，木香生品挥发油含量及挥发油中主要活性成分木香烃内酯和去氢木香烃内酯含量均高于麸煨品。此外，从木香生品挥发油中共分离出76个峰，鉴定了其中34种化合物；木香麸煨品挥发油共分离出63个峰，鉴定了22种化合物。有研究者采用HPLC法对不同来源的木香饮片及麸煨品中的木香烃内酯和去氢木香烃内酯含量进行了测定，结果发现，不同产地木香饮片中2个指标性成分含量均明显降低。可见，木香煨制前后挥发性化学的组成和含量以及主要活性成分的相对含量均发生明显的变化。但是，木香所含化学成分还包括萜类和糖苷类成分，有关这些化合物在麸煨过程中的变化情况仍有待研究。

二、木香麸煨前后临床应用及药效作用变化的研究

（一）木香麸煨前后临床应用的差别

木香又名蜜香、青木香、五香、五木香、南木香、广木香，始载于《神农本草经》，具有悠久的药用历史，其性温，味辛、苦，归脾、胃、大肠、三焦、胆经，具有行气止痛、健脾消食的功效，多用于胸脘胀痛、泻痢后重、饮食不振、食积不消、不思饮食等症。临床常与砂仁、藿香、党参、白术、陈皮等配伍治疗肝气郁结、腹胁胀满、脾胃虚弱、食少便溏等，如木香调气散、健脾丸、香连丸等。然而，木香性温燥，肾虚不固、气阴两虚、肺经有热及肝郁化火者需注意使用。木香经煨制后辛散之性缓和，其性温，微辛、微苦，归脾、胃、大肠经，具有"实肠止泻"的功效，多用于泄泻腹痛。明代薛己在《薛氏医案》有言："煨熟可止泻痢，因木香气味俱厚，且熟则无走散之性，惟觉香燥而守，故能实大肠，凡治泄泻恒用之。"故临床常与青皮、陈皮、吴茱萸等配伍治疗痢疾、腹痛、里急后重等，如泻痢导滞散。由此可知，生木香气芳香而辛散温通，擅长调中宣滞，行气止痛。因木香气味俱厚，且熟则无走散之性，惟觉香燥而守，故能实大肠、止泄泻。

（二）木香麸煨前后药效作用差异的研究

按照中医理论，木香，味辛、苦，性温，入三焦、脾、胃、胆、大肠经，乃三焦气分之药，是治疗胃肠道疾病的常用药，其生品行气、止痛、

健脾、消食,主要用于脾胃气滞、胸胁、脘腹胀痛、食积、消化不良、食欲不振等,而煨制木香可实肠止泻,临床多用于泄泻腹痛、泻痢里急后重等症。现代药理研究表明,木香具有促进胃肠运动、止泻、保护胃黏膜、抗溃疡和利胆等消化系统作用,还具有抗菌、抗炎、抗肿瘤、抗氧化、强心、抗惊厥、降血糖以及保肝等多种药理作用。木香经煨制后对消化系统的作用增强。研究表明,木香抗番泻叶腹泻作用强于抗蓖麻油腹泻。木香经麸煨后能够明显抑制小鼠体内小肠推进功能和番泻叶致小鼠大肠性腹泻作用,且麸煨品高剂量组的"实肠止泻"作用最强,生品低剂量组的作用最弱。此外,麸煨木香对小肠吸收具有明显的促进作用;能够维持胃酸分泌量,保持胃蛋白酶活力,有利于食物消化而达到"实肠止泻"的作用;还可通过保持细胞内外的渗透压和容量、维持肌肉神经正常的应激性、减弱对胃肠道的兴奋性起到"实肠止泻"的作用。

有学者比较了生木香和麸煨木香对正常大鼠小肠、离体十二指肠收缩的影响,结果发现,木香生品和麸煨品对正常及脾虚大鼠的离体肠管平滑肌收缩均呈现先轻度抑制后较强兴奋作用,且呈剂量依赖关系,木香生品兴奋作用强于麸煨品;木香生品和麸煨品还对由阿托品、普萘洛尔(心得安)、高钙和低钙溶液所引起的肠管收缩异常均有调节作用,而生品对肠管收缩调节作用均强于麸煨品。木香对胃肠收缩作用的影响也是其理气作用的重要体现。有研究者比较了木香生品和麸煨品对脾虚大鼠胃肠激素水平的影响,结果发现,木香生品中剂量对胃动素调节能力最强。木香生品中、高剂量,木香麸煨品高剂量均能显著提高血清GAS浓度,降低血浆血管活性肠肽浓度,而各组血浆生长抑素浓度无明显差异;木香生、制品对脾虚大鼠胃肠道运动的影响还与升高脾虚模型动物ACh水平有关,尤以木香生品效果更佳,但对NO作用不明显。可见,木香对胃肠激素水平的调整作用或是其影响胃肠收缩功能的主要机制之一。此外,木香还能拮抗利血平引起的小鼠急性胃黏膜损伤,显著减少溃疡指数,且生品高剂量组的抗溃疡作用最强,麸煨品高剂量组最弱。

由此可见,木香经麸煨后抑制小肠推进功能和促进小肠的吸收作用增强,并可使其对胃肠道的兴奋性降低,这也是其"实肠止泻"作用增强的重要机制之一。考虑木香麸煨前后的药效差别也体现了临床使用木香"行气止痛"和麸煨木香用于"实肠止泻"的合理性。

三、麸煨木香的炮制工艺及原理研究

关于木香的炮制，古代记载的炮制方法共有20多种，根据木香炮制时是否加入辅料，可以将这些炮制方法划分为不加辅料制和加辅料制两类。其中，不加辅料制包括炒、焙、炒黄研如膏、炮、磨汁、蒸用等炮制方法；加辅料制又可根据辅料的种类进一步细分为煨制（纸煨、湿纸煨、麸煨、麸炒、面煨）、吴茱萸炒、黄连制、酒制、醋制等多种炮制方法（表10-1）。近代以来，木香的炮制方法主要有"洗净，稍泡，切厚片"、纸煨、麸煨、面煨、清炒、麸炒和酒制切片等。目前，以麸煨、面裹煨和纸煨三种炮制方法应用最多。现行《中华人民共和国药典》收载的木香炮制品为木香和煨木香（纸煨）两种。此外，在传统煨法的基础上，还出现了麦麸蒸煨、滑石粉烫煨及隔纸煨（药材与吸油纸层层相间隔放置，压紧，加热）等一些改进方法。这些方法已被用来加工木香，较面裹煨或湿纸煨操作简便，更适于批量生产，但仍不易控制炮制程度。相较于上述方法，麸煨木香的工艺更简单且更易实现规范化。因此，为保证煨木香的质量及临床疗效，我国学者选择麸煨木香作为研究对象，对其炮制工艺及原理进行了大量的研究。具体情况如下。

表10-1　木香炮制历史沿革

朝代	炮制方法	出处	备注
宋	捣碎	《太平圣惠方》	始现切制法
	微炒、炒黄研如膏		始现单炒法
	木香一块，方圆一寸，黄连半两，上件二味用水半升同煎干，去黄连，只薄切木香焙干为末	《证类本草》	始现辅料制法
	炒、焙、去芦，洗焙	《太平惠民和剂局方》	始现纸煨法
	湿纸裹、煨		
	炮	《史载之方》	—
	面裹煨熟	《苏沈良方》	始现面裹煨法
	锉，炒	《普济本事方》	—
	纸裹温水微煨	《普济本事方》	—
	吴茱萸炒	《圣济总录》	始现吴茱萸炒
	面煨	《洪氏集验方》	

朝代	炮制方法	出处	备注
	湿纸裹煨至纸干为度，去纸，细锉	《集验背疽方》	—
	炮，炒，黄连制	《类编朱氏集验医方》	—
明	火煨	《本草蒙筌》	—
	面裹煨熟	《本草乘雅半偈》	
	水研用	《仁术便览》	—
	切焙、酥炙、炒、微炒、湿纸裹煨、纸包煨过、湿纸煨、湿纸裹烧、醋浸一宿焙、杵末半两、茶水炒、一两半别用黄连，一两为粗末，将木香浸水一升，慢火煮尽水，去黄连不用，切，焙干	《普济方》	—
	焙	《婴童百问》	—
	用好醋浸木香	《本草纲目》	—
	用木香四两，酒三斤煮过		
	用陈酒浸过一宿	《寿世保元》	—
	磨汁、麸煨	《炮炙大法》	始现麸煨法
	用湿纸包，灰火中煨	《医学入门》	—
清	酒磨	《医宗说约》	—
	蒸用、磨汁、面裹煨用	《本草备要》	—
	磨汁用、煨	《本草易读》	—
	面煨	《修事指南》	—
	微炒用、盐水煮，或用壁土炒	《得配本草》	—

（一）麸煨木香的炮制工艺研究

为保证麸煨木香的科学性和规范性，研究者们对麸煨木香的炮制工艺进行了一系列的优化研究。有学者测定了不同批次和不同麸煨条件下木香饮片中木香烃内酯和去氢木香烃内酯的含量，结果显示，不同麸煨木香炮制方法直接影响木香烃内酯和去氢木香烃内酯的含量，木香饮片与辅料麦麸投药比在（10∶1）～（6.6∶1）范围内可行。其中，投药比为6.6∶1时各种成分的含量较高；炒药时间在6～8分钟为宜。其中，麸炒6分钟时木香烃内酯的含量较高，麸炒8分钟时去氢木香烃内酯含量较高。有研究者以传统工艺所要求的麸煨木香外观颜色为评价指标，以麦麸用量、麸煨温度和麸煨时间为考察因素，采用正交设计L9（3⁴），优化麸煨木香的最佳工艺参数为100kg饮片加50kg麦麸，于160～180℃下煨制12分钟。有研究者以挥发油总量、木香烃内酯和去氢木香烃内酯的含量为评价指标，以麦麸用量、麸煨温度和麸煨时间为考察因素，采用正交设计L9（3⁴）优选麸煨木香的最佳炮制工艺为100kg饮片加30kg麦麸，于110～120℃下煨制10分钟。然而，由于上述麸煨木香炮制工艺的优化研究大都在实验室进行，其结果对工业生产的指导意义仍显不足，并且受评价指标不同的影响，对麸煨木香工艺优化的结果也存在差异。因此，对麸煨木香的炮制工艺优化仍有待于进一步系统、全面的探究。这既有赖于对麸煨木香药效物质基础的系统研究，也需要在工艺优化的过程中综合实际生产情况，才能使得到的工艺参数更加科学化和规范化。

（二）麸煨木香的炮制原理研究

木香是临床常用中药，具有悠久的药用历史。关于木香的炮制作用，明代徐彦纯在《本草发挥》有"理气则生用磨冲，止泻则面煨取用……煨熟可止泻痢，因木香气味俱厚，且熟则无走散之性，惟觉香燥而守，故能实大肠，凡治泄泻恒用之"的论述；李时珍在《本草纲目》中有"凡入理气药只生用，不见火，若实大肠宜面煨熟用"的记载。清代蒋仲芳的《医宗说约》中有"治血分酒磨，入气分汤磨，治湿治痰姜汁磨不见火等"的论述。

现代研究认为，木香生用能够温中、行气、止痛，经炮制除去部分油脂，可缓和行气作用，增强其实大肠、止泻痢的功效。麸煨对木香挥发油的含量和组成具有明显的影响。通过对生木香及其不同炮制品中挥发油含量、物理常数及组织显微结构等进行比较，结果发现，木香麸煨后挥发油含量明显降低，且挥发油比旋度和折光率均下降，但比重几乎无变化。显微结构观察表明，木香炮制品的油细胞因受热而破裂，这或是木香麸煨后挥发油含量降低的重要原因。麸煨对木香挥发油的影响与其药效作用的变化密切相关。有研究者通过建立肠推进模型和番泻叶致小鼠泻下模型，比较了木香麸煨前后挥发油对小鼠实肠止泻作用的影响，结果表明，木香生、制品挥发油均能够抑制小鼠胃肠蠕动和番泻叶致小鼠胃肠功能亢进引起的腹泻，且麸煨品的抑制作用明显高于生品。还有研究者发现，木香生品及其麸制品的挥发油均可显著降低盐酸－乙醇所致大鼠胃黏膜溃疡指数，而且木香麸煨品挥发油对大鼠胃黏膜损伤保护作用强于生品挥发油。这也证明了麸煨木香"实肠止泻"作用增强与挥发油变化的相关性。

木香麸煨前后对倍半萜类成分木香烃内酯和去氢木香烃内酯的含量产生了影响。木香烃内酯和去氢木香烃内酯是木香的主要药效物质。有研究表明，木香烃内酯和去氢木香烃内酯可明显促进脾虚小鼠胃排空，并对脾虚小鼠小肠推进有明显促进作用。但是，木香烃内酯还对正常大鼠自然状态的离体肠管和脾虚大鼠离体肠管表现为兴奋作用，而去氢木香烃内酯对正常大鼠自然状态的离体肠管和脾虚大鼠离体肠管表现了抑制作用，且呈剂量依赖关系；木香烃内酯高剂量还可以有效地提高脾虚小鼠血清中TNF-α的浓度，而降低IL-10的浓度，而去氢木香烃内酯对这两种细胞因子调节作用不明显。有学者发现，木香麸煨品中木香烃内酯和去氢木香烃内酯含量比值与生品相比明显下降，即麸煨后木香烃内酯含量下降幅度大，而去氢木香烃内酯的含量下降幅度小，相对于木香烃内酯来说有所增加，因而导致二者的协同作用发生了改变，表现为对小肠蠕动促进作用降低，对小肠吸收促进作用增强。因此，麸煨木香改变了木香烃内酯和去氢木香烃内酯的含量比值也是其麸煨后"实肠止泻"作用增强的重要机制。

综上所述，木香作为临床常用中药，为保证其生、制饮片的质量及临床疗效，仍需对木香麸煨前后的物质基础及药效作用的变化情况进行系统的研究。尤其是目前对木香炮制原理的研究仍主要围绕木香麸煨前后挥发油及倍半萜内酯类成分的变化对相关药效作用的影响，未涉及木香中甾体、糖苷、苯丙素类、生物碱等其他活性成分的变化情况。未来仍需对这些方面进行探索，以全面解析麸煨木香的炮制原理，从而为合理地应用木香生、制饮片提供更多的理论依据。

小结与展望

木香为理气类中药，始载于《神农本草经》，列为上品，具有行气止痛、健脾消食的功效。木香自古来源复杂，唐代《新修本草》中记载"木香有二种，以昆仑来者为佳，出西胡来者不善"；《海药本草》中按《山海经》云"生东海、昆仑山"。近代，木香有国产和进口两个来源。其中，以广州进口、形如枯骨的质量最好，故有"广木香"或"南木香"之称。目前，我国已在云南、陕西、四川等省区大量引种栽培，并获得成功，尤以云南丽江、迪庆、大理种植较多，产量大，奉为地道的药材，又称"云木香"。

木香味辛、苦，性温，归三焦、脾、胃、胆、大肠经，能行气止痛、健脾消食，多用于胸胁、脘腹胀痛、泻痢后重、食积不消、不思饮食。煨制后可"实肠止泻"，多用于泄泻腹痛，为治疗腹痛、泻痢的常用中药。历代古籍中所涉及的木香炮制方法约为26种，以"微炒、面裹煨、湿纸裹煨"常见。近代以来，木香的炮制方法主要有"洗净，稍泡，切厚片""纸煨""麸煨""面煨"等。目前，木香的煨制方法主要有麸煨、面裹煨和纸煨3种。2020年版《中华人民共和国药典》收载的木香炮制方法也为纸煨法。然而，无论是纸煨还是面煨，这两种传统的煨制方法操作都比较烦琐，也无可量化指标控制煨品的质量，不利于工业化生产。因此，麸煨木香成为更具发展前景的木香煨制方法。

现代研究表明，木香生品低剂量的水煎液可明显抑制小鼠胃排空，但却有明显促进小肠蠕动的作用，高剂量的水煎液对于小鼠胃排空有明显的抑制作用，并具有抑制小肠蠕动的作用趋势。木香生品低剂量的挥发油表现出抑制小鼠胃排空和促进小肠蠕动的作用趋势，而高剂量挥发油则表现出明显抑制小肠蠕动的作用。然而，木香麸煨品低剂量和高剂量组，其水煎液均表现出促进小鼠胃排空的趋势及明显促进小肠蠕动的作用，而挥发油则表现为抑制小鼠胃排空和小肠蠕动的作用趋势。可见，木香可能对胃肠蠕动具有双向调节作用，剂量以及挥发油和水煎液间药效物质基础的差异或是主要原因。

木香中挥发油成分具有调节胃肠运动功能的作用，可通过促进胃排空和小肠推进，促进MTL、GAS的分泌，降低血管活性肠肽分泌，增加胃肠平滑肌收缩频率，促进胃的血液循环，帮助消化吸收；并调节血清细胞因子TNF-α和IL-10含量，调节脾虚机体的免疫功能；提高肠平滑肌组织肌球蛋白轻链激酶表达水平而促进肠蠕动，调节脾胃气机失调。木香煨制后，挥发油含量降低，导致理气、调节胃肠运动作用明显弱于生木香。此外，木香炮制后倍半萜类成分木香烃内酯和去氢木香烃内酯降低的幅度存在差异，致使对小肠吸收促进作用增强，对小肠蠕动促进作用降低，表现为止泻作用增强。但是，由于木香所含挥发油较少（0.3%～3.0%），仅用炮制后减少挥发油含量进而增强"实肠止泻"的作用来解释炮制原理值得商榷。尤其是木香中尚含有甾体、糖苷、苯丙素类、生物碱等其他活性成分，这些物质在煨制过程中的变化情况以及相关药效作用的变化机制仍值得深入研究。

　　木香作为治疗胃肠疾病的常用药，历代有26种炮制方法。通过整理木香的炮制方法发现，古代关于木香炮制注意事项多记载为"忌见火""煨火""不可见火""勿见火日"等。李时珍在《本草纲目》中有木香"凡人理气药只生用，不见火，若实大肠，宜面煨熟用"的论述。那么，关于木香进行炮制时到底能否"犯火"以及相关的炮制机制仍值得探究。

（赵启苗）

第十一章

麸煨葛根的研究

麸煨葛根为豆科植物野葛 *Pueraria lobata*（Willd.）Ohwi 干燥根的加工品。葛根具有悠久的药用历史，全国各地均有分布，其中，江西、湖南、河南、广东、浙江等为主产地。葛根在历代有多种炮制方法。临床多使用葛根及麸煨葛根。葛根麸煨过程中可使黄酮类成分含量增加，使其改善脾虚动物胃肠功能的作用增强。但是，目前关于葛根麸煨前后药效变化的物质基础以及相关炮制原理仍不全面，相关研究仍有待深入。

一、葛根麸煨过程中化学成分变化的研究

葛根作为一味临床常用饮片，具有疗效好、安全性高等优势。葛根中主要含有黄酮及苷类、三萜、香豆素、有机酸及多糖等类成分。麸煨对葛根的化学成分具有较大影响。有学者比较了葛根炮制前后的水溶性浸出物、醇溶性浸出物、总黄酮、葛根素及10种无机元素的含量，结果发现，葛根经麸煨后水溶性浸出物、醇溶性浸出物、总黄酮及葛根素含量均增加；锌、铜、铁、锰、镍、铬、镁、铅、钙、钾元素的含量则变化不一。其中，除铜和镁元素外，锌、铁、锰、镍、铬、铅、钙、钾元素的含量均下降。事实上，黄酮类化合物是葛根主要的药效物质。有学者采用指纹图谱研究的方法比较了生、制葛根化学成分的差异，结果发现，葛根麸煨前后化学成分的种类没有变化，但是，葛根素、大豆苷和大豆苷元等黄酮类化合物的含量明显增加，这可能是葛根煨制后疗效增强的原因之一。还有研究发现，葛根经麸煨后多糖的含量也显著提高。然而，目前关于葛根麸煨前后化学成分的研究仍集中在黄酮类化合物。葛根中尚含有三萜、香豆

素、有机酸等其他类型的化合物，这些化合物在麸煨过程中的变化情况仍有待研究。

二、葛根麸煨前后临床应用及药效作用变化的研究

（一）葛根麸煨前后临床应用的差别

葛根作为临床常用中药，始载于《神农本草经》，其味甘、辛、性凉，归脾、胃、肺经。李东垣称其为"治脾胃虚弱泄泻圣药"。中医认为，葛根气味皆薄，最能升发脾胃清阳之气，具有解肌退热、透疹生津、通经活络、解酒毒的作用，常与麻黄、桂枝等配伍，可发表解肌，用于表证而项背强痛；或与麦门冬、升麻等配伍，可用于透发毒疹，如葛根汤；或与升麻、芍药等配伍可治伤寒温疫、风热壮热、头痛、肢体痛，如升麻葛根汤。葛根煨制始于清代，经煨制后，其药性偏温，散性全无，升清为用，可以升阳止泻，多用于湿热泻痢、脾虚泄泻诸症。常与黄连、黄芩、甘草、人参、白术、木香合用，可健脾生津，行气消胀，用于治疗脾胃久虚、津液内耗、呕吐泄泻频作、烦渴多饮，如七味白术散、葛根芩连汤。

（二）葛根麸煨前后药效作用差异的研究

按照中医理论，葛根为"辛凉发表"的药物，"生用效速""煨熟则散性全无，升清为用，可以厚肠止泻"。因此，葛根生品多用于外感发热头痛、项背强痛、口渴等症；煨葛根多用于湿热泻痢、脾虚泄泻诸症。现代药理研究表明，葛根煨制后可明显改善脾虚动物的胃肠功能。有研究者以番泻叶水煎液灌胃建立大鼠脾虚模型，并比较葛根及煨葛根对模型动物的腹泻指数、胃内残留率、小肠推进率和血清中 TNF-α、IL-1β、IL-10、MTL、GAS 和 VIP 水平的影响，结果发现，麸煨葛根可明显抑制模型动物胃肠道排空，减缓小肠的蠕动，且煨葛根的作用强于生葛根。其机制可能是通过调节炎症因子水平来避免肠道的损伤，同时调节胃肠激素分泌使肠道功能趋于正常。有研究者考察了葛根及煨葛根对大鼠离体十二指肠平滑肌运动的影响，结果发现，生、煨葛根均能抑制大鼠离体十二指肠平滑肌运动，煨葛根较生葛根作用明显；其作用机制可能是通过阻断 M 受体或直接作用于平滑肌，降低平滑肌细胞内 Ca^{2+} 浓度实现。有学者采用番泻叶灌

胃建立腹泻模型，皮下注射链脲佐菌素建立糖尿病模型，比较葛根生、制品的止泻和降糖作用，并结合16S rDNA高通量测序技术评价葛根生品及炮制品对大鼠肠道菌群多样性的影响，结果显示，在止泻方面，葛根经过煨制后，止泻作用均增强；在降血糖方面，葛根及其炮制品均具有降血糖的功效，经煨制后降糖作用增加。灌胃葛根生、制饮片的大鼠肠道菌群多样性呈现差异，煨葛根组中乳酸菌属最高。推测煨葛根的止泻作用或许与促进肠道内乳酸菌属繁殖，从而促进肠道中乳酸代谢，抑制有害细菌的生长和繁殖、增强和保护肠道黏膜屏障有关。由此可见，葛根经麸煨后对炎症因子及胃肠激素的调节作用增强，对肠道菌群的调整作用也发生了变化，还能够有效阻断M受体或直接作用于平滑肌，并降低平滑肌细胞内Ca^{2+}浓度，从而抑制十二指肠平滑肌的运动，这是其止泻作用增强的重要机制之一。同时，考虑木香麸煨前后的药效差别也体现出临床使用麸煨木香用于"止泻"的合理性。

三、麸煨葛根的炮制工艺及原理研究

葛根的炮制方法大致经历由粗到精、由简单到复杂的发展过程。最早可追溯于南朝《本草经集注》有"锤碎，去心"的记载。唐代《备急千金要方》和《外台秘要》分别提出了"绞汁，水洗，晒干"和"切"的修治方法。《食疗本草》中提出了"蒸"的炮制方法，火制和水火共制开始应用于葛根的炮制。宋代新增了焙法、醋制和炙法，并对饮片的规格有了更加精细的要求，在切制方面，有"剉""为屑"和"剉片"等内容。《太平惠民和剂局方》还首次提出了"去粗皮"的方法。金元时期延用了宋代去皮的净制方法，新增了"桶剉"以及"炒"的炮制方法。明代提出了"干煮"和"炒黑"两种炮制方法。在切制方面，《本草原始》提出了一种新的独特方法，即"冬月捣取生根，捣烂之，水中揉出澄粉"。另外，还提出了"刮去皮"和"洗"的净制方法。清代《食物本草会纂》提出了"煨熟"。刘清臣在《医学集成》中提出用米汤煨葛根的"煨法"（表11-1）。目前，各省市炮制规范记载的葛根炮制品种有5种，分别为生葛根，蜜麸炒葛根、麸炒葛根、煨葛根和清炒葛根，其中，又以生葛根和麸煨葛根为主。为保证生、制葛根的质量及临床疗效，我国学者在麸煨葛根的炮制工艺及原理方面进行了大量的研究。具体情况如下。

表11-1　葛根炮制历史沿革

朝代	炮制方法	出处	备注
东汉	细锉	《伤寒论》	—
	捣	《小品方》	—
东晋	捣	《肘后备急方》	—
	捣；干葛为末	《补缺肘后方》	—
梁	捶破，去心；生者捣取汁饮之；为屑	《本草经集注》	始现生品绞汁
	生根汁	《名医别录》	—
隋	捣取汁一升	《梅师集验方》	—
唐	切，蒸	《食疗本草》	始现切制法 始现水火共制
	焙法	《经效产宝》	始现焙法
	水洗、晒干、切；捣生葛根汁	《外台秘要》	—
	绞取汁	《备急千金要方》	—
	生葛根汁	《广利方》	—
	鲜葛根捣取汁	《华佗神方》	—
	捣取汁	《新修本草》	—
宋	剉，捣研压取汁，醋制，去心微炙	《圣济总录》	始现醋制
	生葛根，捣取汁，醋制	《太平圣惠方》	—
	捣为末，炙法，醋和	《证类本草》	—
	切，焙	《洪氏集验方》	—
	生葛根捣汁	《医心方》	—
	葛根浸捣汁	《开宝本草》	—
	剉粗片、捣屑	《小儿卫生总微方》	—
	去粗皮	《疮疡经验全书》	始现去粗皮
	去粗皮	《太平惠民和剂局方》	—
金元	桶剉	《卫生宝鉴》	—
	炒法	《丹溪心法》	始现炒法
	剉细研，微炒	《普济方》	—
明	捣，筛粉，去皮，焙，微炒，炙黄	《寿世保元》	—
	刮去皮，炒黑	《本草品汇精要》	始现炒黑
	干煮	《本草原始》	—
	刮去皮、洗	《证治准绳》	—

续　表

朝代	炮制方法	出处	备注
	用雪水或秋露润透，阴干，锉碎	《疟疾论疏》	—
	葛根汁	《证治准绳·疡医》	—
清	煨熟	《食物本草会纂》	始现煨制
	米汤煨	《医学集成》	—
	治泄泻则煨熟用	《本草便读》	始现煨制理论
	煨葛根	《冷庐医话》	—
	捣汁	《药性切用》	—
	冬月掘取生根，捣烂之，水中揉出澄粉，名玉露霜	《本草原始》	—

（一）麸煨葛根的炮制工艺研究

目前，葛根主要的炮制方法有生用和煨制，实际生产中以麦麸煨法居多，为保证麸煨葛根生产的规范性和临床的有效性，近代有研究者开展了一系列的麸煨葛根炮制工艺优化研究。有研究者以葛根素的含量和醇溶性浸出物为考察指标，选择火力、预热时间、麸煨时间和麦麸用量为考察因素，通过正交试验对麸煨葛根的炮制工艺进行了优化，结果确定麸煨葛根的最佳工艺为每100g葛根用麦麸40g，中火预热10秒后，煨制2分钟。有学者以外观性状及总黄酮、葛根素、大豆苷、大豆苷元含量的总评"归一值"（OD值）为评价指标，选择投药锅温度、麦麸用量、麸煨时间为考察因素，采用正交试验优化麸煨葛根的最优工艺，结果确定麸煨葛根的最佳工艺为每100g葛根用麦麸50g，投药锅温度120℃，麸煨时间30分钟。为保证麸煨葛根饮片的临床疗效，还有学者以饮片的外观性状、葛根素含量和对番泻叶所致小鼠腹泻的止泻作用为考察指标，选择麸煨温度、麸煨时间、麦麸用量为要素，使用综合加权评分法优选麸煨葛根的炮制工艺，结果确定麸煨葛根的最佳工艺为每100g葛根用麦麸30g，160℃炮制2分钟。由此可见，研究者在进行麸煨葛根工艺优化研究过程中所选择的指标成分不同，得到的麸煨葛根最佳工艺也各异。同时，由于上述麸煨葛根炮制工艺的优化研究大都在实验室进行，其结果对工业生产的指导意义仍不足。

目前，2020年版《中华人民共和国药典》也未记载麸煨葛根的炮制工艺。因此，未来对麸煨葛根的炮制工艺仍有待进一步系统、全面的探究。这既有赖对麸煨葛根药效物质基础的系统研究，也需要在工艺优化的过程中综合实际生产情况，才能使得到的工艺参数更加科学化和规范化。

（二）麸煨葛根的炮制原理研究

葛根作为临床常用解表药，古人认为"煨熟则散性全无，可以厚肠止泻"；《本经逢原》有"入阳明表药生用，胃热烦渴煨熟用"的记载。现代研究表明，葛根的化学成分以异黄酮类物质为主，葛根素、大豆苷和大豆苷元等成分为葛根在血中的移行成分，也是其重要的药效物质基础。葛根经煨制后止泻作用增强显著，葛根素、大豆苷、大豆苷元含量亦显著提高。有研究者采用胃排空及小肠推进率实验，结合腹泻指数，考察了葛根中葛根素、大豆苷、大豆苷元的止泻作用，结果发现，葛根止泻作用的主要药效成分是葛根素和大豆苷元。有研究者证实葛根中葛根素、大豆苷元可通过调节炎症因子和胃肠激素水平以及平滑肌收缩功能来发挥止泻的作用。还有研究者发现，大豆苷元可以调节脾虚动物的肠道菌群，从而发挥止泻的作用。

综上所述，葛根作为临床常用中药，为保证其生、制饮片的质量及临床疗效，已对葛根麸煨前后的物质基础及药效作用的变化情况进行了较系统的研究。然而，目前对葛根炮制原理的研究仍主要围绕葛根麸煨前后黄酮类成分的变化对相关药效作用的影响。对葛根煨制前后多糖等其他成分及解肌退热、生津止渴、通经活络等功效机制的研究未见报道。未来仍需对这些方面进行探索，以全面解析麸煨葛根的炮制原理，从而为合理地应用葛根生、制饮片提供更多的理论依据。

小结与展望

葛根作为一味临床常用的药食两用饮片，因其丰富的营养价值和药用价值而获得"千年人参"的美誉。葛根的药用资源丰富，全国除新疆维吾尔自治区、西藏自治区外，各地均有分布，并以江西、湖南、河南、广东、浙江等为主产地。葛根作为药用始于《神农本草经》，李东垣称其为"治脾胃虚弱泄泻圣药"，其味甘、辛、性凉，归脾、胃、肺经，可解肌退热，生津止渴，透疹，升阳止泻，通经活络，解酒毒，多用于外感发热头痛、项背强痛、口渴、消渴、麻疹不透、热痢、泄泻、眩晕头痛、中风偏瘫、胸痹心痛、酒毒伤中等症。葛根经煨制，其药性偏温，可以升阳止泻，多用于湿热泻痢、脾虚泄泻诸症。葛根历代炮制方法较多，梁代《本草经集注》最早就有"捶破、去心"的记载；唐代有绞取汁、水洗、晒干、切、蒸等炮制方法；宋代始有醋制、炙制、焙制等方法；元时增加炒制；明代出现有煮和炒黑；清代开始出现煨制，包括有麸煨、纸煨、滑石粉煨、米汤煨等不同的方法。近代，受炮制工艺及生产成本等影响，葛根炮制多采用麸煨法，临床也多使用麸煨葛根。

现代研究表明，葛根的主要活性成分包括黄酮、三萜、香豆素、有机酸等，具有保肝、抗肿瘤、神经保护、心脏保护、改善胰岛素抵抗、抗炎、抗氧化等多种药理学活性。目前，关于葛根炮制原理的研究多围绕黄酮类成分的变化与对胃肠功能调节间的相关性。较少有研究关注葛根煨制前后其他成分的变化以及解肌退热、生津止渴、通经活络等功效变化情况和相关的药效机制，如葛根多糖具有抗氧化、调节肠道菌群等多种药效作用，该类成分在炮制过程中亦会发生降解等变化。因此，未来仍需进一步开展葛根煨制前后的药效物质基础和相关机制的系统研究。

历代文献所记载的"葛"包括了葛根和粉葛两个品种。其中，葛根来源于野葛 *Pueraria lobata*（Willd.）Ohwi 的干燥根，又称为"野葛"；粉葛来源于甘葛藤 *Puerafia thomsanii* Benth. 的干燥根，二者在性味归经及功能主治方面的表述均一致，有关炮制方法的记载更是难以区分。然而，二者在化学成分的组成上存在着明显的差异。有学者比较了二者在"止泻"方面的药效作用也存在一定的差异。因此，未来尚需区别开展葛根和粉葛两个品种的炮制机制研究，深入解析二者的药效作用差异以及相关的机制，从而为临床合理应用该饮片提供理论依据。

（单国顺）

参考文献

［1］ARKELL A，KRAWCZYK H，JONSSON A S. Influence of heat pretreatment on ultrafil-
tration of a solution containing hemicelluloses extracted from wheat bran［J］. Separation
and Purification Technology，2013：46-50.

［2］GAJUIA H，AlAVIi S，ADHIKARI K，et al. Precooked bran-enriched wheat flour using
extrusion：dietary fiber profile and sensory characteristics［J］. Journal of Food Science，
2008，73（4）：S173-179.

［3］GU S H，LI L，HUANG H，et al. Antitumor，antiviral，and anti-Inflammatory efficacy
of essential oils from Atractylodes macrocephala Koidz. produced with different processing
methods［J］. Molecules，2019，24：2956.

［4］GUO J，BIAN Y Y，ZHU K X，et al. Activation of endogenous phytase and degradation
of phytate in wheat bran［J］. Journal of Agricultural and Food Chemistry，2015，63（4）：
1082-1087.

［5］GUO W W，BETA T. Phenolic acid composition and antioxidant potential of insoluble
and soluble dietary fibre extracts derived from select whole-grain cereals［J］. Food Re-
search International，2013，51（2）：518-525.

［6］HELL J，KNEIFEL W，ROSENAU T，et al. Analytical techniques for the elucidation
of wheat bran constituents and their structural features with emphasis on dietary fiber- A re-
view［J］. Trends in food science& technology，2014，35（2）：102-113.

［7］HEMERY Y M，ANSON N M，HAVENAAR R，et al. Dry-fractionation of wheat bran
increases the bioaccessibility of phenolic acids in breads made from processed fractions［J］.
Food Research International，2010，43（5）：1429-1438.

［8］PETERSSON K，NORDLUND E，TORNBERG E，et al. Impact of cell wall-degrading
enzymes on water-holding capacity and solubility of dietary fibre in rye and wheat bran［J］.
Journal of the Science of Food and Agriculture，2013，93（4）：882-889.

［9］PRIICKLER M，SIEBENHANDL-EHN S，APPRICH S，et al. Wheat bran-based biore-
finery 1：Composition of wheat bran and strategies of functionalization［J］. LWT-Food
Science and Technology，2014，56（2）：211-221.

［10］SHAN G S，ZHANG L X，ZHAO Q M，et al. Metabolomic study of raw and processed
Atractylodes macrocephala Koidz by LC-MS［J］. Journal of Pharmaceutical and Biomed-

ical Analysis, 2014, 98: 74-84.

[11] VEENASHRI B R, MURALIKRISHNA G. In vitro anti-oxidant activity of xylo-oligo-saccharides derived from cereal and millet brans-A comparative study [J]. Food Chemistry, 2011, 126 (3): 1475-1481.

[12] WANG J, SUN B G, CAO Y P, et al. In vitro fermentation of xylo-oligosaccharides from wheat bran insoluble dietary fiber by Bifidobacteria [J]. Carbohydrate Polymers, 2010, 82 (2): 419-423.

[13] WANG T, SUN X H, ZHOU Z X, et al. Effects of microfluidization process on physicochemical properties of wheat bran [J]. Food Research International, 2012, 48 (2): 742-747.

[14] WORANUCH S, YOKSAN R, AKASHI M. Ferulic acid-coupled chitosan: Thermal stability and utilization as an antioxidant for biodegradable active packaging film [J]. Carbohydrate Polymers, 2015, 115: 744-751.

[15] YAN X, YE R, CHEN Y. Blasting extrusion processing: The increase of soluble dietary fiber content and extraction of soluble-fiber polysaccharides from wheat bran [J]. Food Chemistry, 2015, 180: 106-115.

[16] ZHU B, ZHANG Q L, HUA J W, et al. The traditional uses, phytochemistry, and pharmacology of Atractylodes macrocephala Koidz: A review [J]. Journal of Ethnopharmacology, 2018, 226: 143-167.

[17] ZHU Y, CONKLIN D R, CHEN H, et al. 5-Alk (en) ylresorcinols as the maJor active components in wheat bran inhibit human colon cancer cell growth [J]. Bioorganic & Medicinal Chemistry, 2011, 19 (13): 3973-3982.

[18] ZHU Y, SOROKA D N, SANG S. Structure Elucidation and Chemical Profile of Sphingolipids in Wheat Bran and Their Cytotoxic Effects against Human Colon Cancer Cells[J]. Journal of Agricultural and Food Chemistry, 2013, 61 (4): 866-874.

[19] 艾开开, 杨乙丹. 中国古代麦麸的价值利用探研 [J]. 农业考古, 2018 (1): 192-196.

[20] 安欢, 李晓寅, 庄爱文, 等. 白术的炮制方法变迁及其对功效的影响 [J]. 中华医史杂志, 2020, 50 (1): 3-10.

[21] 白忠旭, 刘玉强, 才谦, 等. 四妙丸用生苍术与用麸炒苍术的药效学比较研究 [J]. 中草药, 2013, 44 (18): 2577-2580.

[22] 薄春燕. 薏苡仁营养养成分分析及脱脂薏苡仁的综合利用 [D]. 南昌: 南昌大学, 2011.

[23] 鲍相璈. 验方新编 [M]. 北京: 人民卫生出版社, 2007.

[24] 北京市药品监督管理局. 北京市中药饮片炮制规范 [M]. 2008年版. 北京: 化学工业出版社, 2008.

[25] 毕嘉谣, 田湾湾, 张翼, 等. 经典名方中山药的本草考证 [J]. 辽宁中医药大学学报, 2021, 23 (8): 159-162.

[26] 蔡皓, 傅紫琴, 李俊松, 等. 山药麸炒前后多糖成分的含量及单糖组成研究 [J].

南京中医药大学学报，2008，24（2）：104-106，147.

［27］曹晖，张保献，涂家生. 关于我国炮制辅料现状及标准化思考与建议［J］. 中国食品药品监管，2018，176（9）：47-51.

［28］曹君，龚千锋，王少军，等. 多指标正交优选枳壳麸炒工艺［J］. 中成药，2005，27（3）：50-52.

［29］曾世荣. 活幼心书［M］. 北京：人民卫生出版社，2006.

［30］陈藏器. 本草拾遗［M］. 合肥：安徽科学技术出版社，2004.

［31］陈海芳，魏玲，袁金斌，等. 枳壳中脂溶性部位有效成分提取工艺的研究［J］. 中成药，2010，32（9）：1510-1513.

［32］陈鸿平，潘欢欢，张鑫，等. GC-MS结合AMDIS和保留指数研究不同炮制火候麸炒白术挥发性成分动态变化规律［J］. 中国中药杂志，2016，41（14）：2646-2651.

［33］陈嘉谟. 本草蒙筌［M］. 北京：中医古籍出版社，2009.

［34］陈晶晶，孟冉，张振凌，等. 基于指纹图谱和成分分析比较不同产地不同品种麦麸对麸炒山药质量的影响［J］. 中华中医药学刊，2021，39（1）：217-222，305.

［35］陈娟，李跃辉，王银，等. 基于多指标评价优选煨木香的工艺［J］. 中国医药导报，2020，17（15）：12-16.

［36］陈丽坤，李绍华. 肉豆蔻炮制研究［J］. 中药材，2002，25（3）：174-176.

［37］陈鹏，肖晓燕，梅茜，等. 基于仿生技术对薏苡仁麸炒过程中色泽气味变化研究［J］. 中草药，2022，53（14）：4285-4297.

［38］陈其瑞. 本草撮要［M］. 上海：上海科学技术出版社，1985.

［39］陈融，刘博，陈凯，等. 不同浓度的葛根多糖对小鼠肠道菌群的影响［J］. 中国畜牧杂志，2021，57（5）：226-231，236.

［40］陈士铎. 本草新编［M］. 北京：人民军医出版社，2013.

［41］陈雯雯. 苍术麸炒前后氯仿和挥发油部位药效学及化学成分对比研究［D］. 武汉：湖北中医药大学，2013.

［42］陈细钦，冯剑，詹志来，等. 经典名方中豆蔻类中药的本草考证［J］. 中国实验方剂学杂志，2022，28（10）：22-41.

［43］陈言. 三因极一病证方论［M］. 北京：人民卫生出版社，1957.

［44］陈之伟. 肉豆蔻炮制经验介绍［J］. 中药通报，1984，9（5）：23-24.

［45］陈志敏，崔园园，张美，等. 基于尿液代谢组学的二神丸中补骨脂、肉豆蔻炮制增效作用的机理研究［J］. 中药新药与临床药理，2015，26（6）：731-734.

［46］陈志敏，胡昌江，潘新，等. 补骨脂和肉豆蔻炮制对脾肾阳虚泄泻大鼠能量代谢的影响［J］. 中成药，2015，37（6）：1298-1301.

［47］陈志敏，胡昌江，熊瑞，等. "二神丸"中补骨脂、肉豆蔻炮制前后对脾肾阳虚泄泻大鼠血清代谢组学的影响［J］. 中国中药杂志，2015，40（7）：1400-1403.

［48］程林，陈斌，蔡宝昌. 山药及其麸炒品的多糖部位对小鼠免疫功能的影响［J］. 中药新药与临床药理，2006，17（2）：86-89.

［49］程林，陈斌，蔡宝昌. 山药及其麸炒品水提液不同极性部位对脾虚小鼠胃肠功能的影响［J］. 南京中医药大学学报，2006，22（3）：168-170.

［50］程锁明，翟银成，薛芳，等. 僵蚕化学成分的研究［J］. 中草药，2015，46（24）：3630-3636.

［51］程瑶. 枳实、枳壳加工前后化学成分与生物活性差异的研究［D］. 天津：天津商业大学，2020.

［52］崔寔. 石声汉校注. 四民月令校注［M］. 北京：中华书局，2013.

［53］崔翔，冯博. 枳壳炮制初步研究［J］. 中成药研究，1986（5）：15-16.

［54］崔小兵，单晨啸，文红梅，等. 基于UFLC/Q-TOF-MS分析麸炒白术的物质基础［J］. 中国中药杂志，2013，38（12）：1929-1933.

［55］崔小兵. 基于Maillard反应研究麸炒增加"焦香健脾"作用的共性物质［D］. 南京：南京中医药大学，2013.

［56］崔学义，季宇彬. 肉豆蔻炮制工艺研究［J］. 中国中药杂志，1992，17（10）：599-600.

［57］代冬梅. 肉豆蔻炮制工艺和质量标准研究［D］. 沈阳：辽宁中医学院，2005.

［58］单国顺，步显坤，孙媛媛，等. 麸炒薏苡仁炮制工艺的优化［J］. 中国实验方剂学杂志，2010，16（6）：42-45.

［59］单国顺，赵启苗，臧彬如，等. 生、制白术制枳术丸对功能性消化不良大鼠"脑-肠"轴功能影响的研究［J］. 中华中医药学刊，2022，40（3）：44-47.

［60］单国顺. 薏苡仁炮制工艺及质量标准规范化研究［D］. 沈阳：辽宁中医药大学，2010.

［61］邓小燕，钟凌云，朱卫丰，等. 葛根炮制的历史沿革及其现代炮制机制研究进展［J］. 中华中医药杂志，2020，35（7）：3524-3526.

［62］邓小燕. 葛根、粉葛炮制前后成分、药效差异及炮制机理研究［D］. 南昌：江西中医药大学，2020.

［63］邓旭坤，吕晓宇，刘陶世，等. 麦麸粒径对麸炒山药外观性状的影响［J］. 时珍国医国药，2006，17（5）：678-679.

［64］董泰山，韩晓静. 基于核磁共振的山药与麸炒山药化学成分比较［J］. 中国现代中药，2015，17（7）：673-678.

［65］董元御. 玉揪药解［M］. 北京：中国医药科学技术出版社，2017.

［66］窦汉卿. 疮疡经验全书［M］. 北京：中国中医药出版社，1983.

［67］杜娟，钟露苗，李劲平，等. 不同产地白术药材质量评价研究［J］. 湖南中医杂志，2020，36（5）：151-154.

［68］杜绍亮，李晓坤，张振凌，等. 不同炮制方法对怀山药中多糖含量的影响［J］. 中药材，2010，33（12）：1858-1861.

［69］杜文燮. 药鉴［M］. 太原：山西科学技术出版社，2012.

［70］段彬，张建强，陈明，等. 平胃散及其组方药材水煎液对大鼠胃排空的影响［J］. 兰州大学学报（医学版），2013，39（1）：20-22.

［71］段启，马兴田，李彩萍，等. 麸炒白术炮制工艺优选［J］. 中草药，2008，39（10）：1504-1506.

［72］范冰冰，赵夏苗，郭晏华，等. 基线等比增减法优选麸煨木香活性单体抗腹泻作用

的最佳配比［J］. 中国医药指南，2017，15（8）：14-15.

［73］方贤. 奇效良方［M］. 北京：商务印书馆，1959.

［74］冯敬群，王喆，王会鑫. 木香炮制的初步研究［J］. 中成药，1994，16（4）：22-24.

［75］冯卫生，李方，郭孟焕，等. 怀山药的化学成分研究［J］. 世界科学技术－中医药现代化，2017，19（4）：658-662.

［76］冯文明，韩竹箴，王峥涛. 山药化学成分研究［J］. 中草药，2018，49（21）：5034-5039.

［77］冯煦，姜东，单宇，等. 小麦麸皮的化学成分［J］. 中草药，2009，40（1）：27-29.

［78］付建武，杨明，钟凌云，等. 参苓白术散中薏苡仁炮制品种的考证［J］. 现代中药研究与实践，2021，35（5）：91-94.

［79］傅山. 傅青主女科［M］. 上海：上海卫生出版社，1958.

［80］傅紫琴，蔡宝昌，卞长霞，等. 山药及其麸炒品的多糖成分对脾虚小鼠胃肠功能的影响［J］. 药学与临床研究，2008，16（3）：181-183.

［81］傅紫琴. 山药及其麸炒品多糖成分的化学及药效研究［D］. 南京：南京中医药大学，2008.

［82］高宾，唐锴. 薏苡仁的炮制加工［J］. 首都医药，2012，19（11）：46.

［83］高宾，唐锴. 薏苡仁的炮制加工与伪品鉴别［J］. 首都医药，2011，18（15）：50.

［84］高飞. 川木香煨制前后药效成分小肠吸收及体外代谢研究［D］. 成都：成都中医药大学，2014.

［85］高萌. 中药枳壳“道地性”研究［D］. 南昌：江西中医药大学，2021.

［86］葛洪. 肘后备急方［M］. 北京：人民卫生出版社，1956.

［87］耿媛媛，胡昌江，潘新，等. 二神丸中药物炮制前后化学成分含量变化［J］. 中国实验方剂学杂志，2014，20（13）：117-120.

［88］龚鹏飞，于欢，翟莹莹，等. 多指标评价米泔水漂苍术对湿盛困脾脾虚大鼠的药效作用［J］. 中国实验方剂学杂志，2017，23（24）：36-40.

［89］龚廷贤. 鲁府禁方［M］. 北京：中国中医药出版社，1992.

［90］龚廷贤. 寿世保元［M］. 上海：上海科技出版社，1959.

［91］顾文珍，秦万章. 尿囊素的作用及其临床应用［J］. 新药与临床，1990，9（4）：323.

［92］顾雪竹，毛淑杰，钟银燕，等. 不同产地麦麸的质量研究［J］. 中成药，2009，31（7）：1146-1148.

［93］官伟，韩帅，高婷婷，等. 麸炒白僵蚕中挥发性成分提取与分析［J］. 时珍国医国药，2013，24（10）：2399-2402.

［94］广东省食品药品监督管理局编. 广东省中药饮片炮制规范：第1册［M］. 广州：广东科技出版社，2011.

［95］郭惠玲，侯建平，赵勤，等. 肉豆蔻不同炮制品对小鼠肠推进及药物性腹泻的影响［J］. 陕西中医学院学报，2001，24（4）：46-47.

［96］郭佩兰. 本草汇［M］. 北京：中医古籍出版社，2012.

［97］郭祯祥，李利民，温纪平. 小麦麸皮的开发与利用［J］. 粮食与饲料工业，2003（6）：

43-45.

[98] 国家药典委员会. 中华人民共和国药典：一部 [M]. 2020年版. 北京：中国医药科技出版社，2020.

[99] 韩蕾，马颖芳，袁子民，等. 肉豆蔻挥发油的药理毒理研究 [J]. 中华中医药学刊，2007，25（5）：900-902.

[100] 韩宇，于艳，袁媛，等. 气相色谱氢火焰离子化检测法考察生炒茅苍术中β-桉叶醇及茅术醇含量变化 [J]. 辽宁中医药大学学报，2020，22（7）：59-62.

[101] 韩兆丰，于艳，吴振起，等. 茅苍术及其麸炒品水提物对H/R诱导H9c2心肌细胞损伤的保护作用 [J]. 中华中医药学刊，2021，39（8）：101-104，272.

[102] 郝延军，桑育黎，李宝林，等. 苍术酮的常温稳定性研究 [J]. 中成药，2007，29（6）：895-896.

[103] 郝延军. 白术的炮制原理研究 [D]. 沈阳：辽宁中医药大学，2006.

[104] 洪遵. 洪氏集验方 [M]. 北京：商务印书馆铅印，1956.

[105] 侯嵘峤. 麸炒枳壳原理的初步研究 [J]. 沈阳药科大学学报，1996，13（4）：288-289.

[106] 侯影，张旭，尹丽波，等. 木香生品、麸煨品及活性单体对小鼠胃肠运动的影响 [J]. 中国实验方剂学杂志，2011，17（24）：132-135.

[107] 侯影，张旭. 木香对脾虚大鼠胃肠道运动及血清乙酰胆碱酯酶、一氧化氮水平的影响 [J]. 河北中医，2020，42（3）：420-424，469.

[108] 侯影，张旭. 木香对正常大鼠小肠运动的影响 [J]. 中医学报，2019，34（9）：1921-1925.

[109] 胡力铭. 白僵蚕炮制工艺、蛋白类成分提取分离及药理活性研究 [D]. 长春中医药大学，2021.

[110] 胡美变，刘玉杰，解达帅，等. 僵蚕麸炒发生的Maillard反应研究 [J]. 中药材，2016，39（10）：2221-2224.

[111] 胡美变. 麸炒僵蚕的炮制工艺规范化及质量相关研究 [D]. 成都：成都中医药大学，2017.

[112] 胡燃，张愍，陈世豪. 酸水解麦麸蛋白质及氨基酸分析 [J]. 食品与生物技术学报，2015，34（1）：90-93.

[113] 胡蓉，李忠贵，肖草茂，等. 枳实、枳壳药材基原及道地产地的变迁 [J]. 中药材，2019，42（3）：686-689.

[114] 胡斯佳，黄胜，汤海鹏，等. 正交试验优选麸煨葛根丁工艺 [J]. 时珍国医国药，2022，33（5）：1144-1145.

[115] 胡卫南，徐礼萍，郑明，等. 枳实终端市场的质量现状调查及现行标准适用性的探讨 [J]. 海峡药学，2018，30（1）：41-45.

[116] 湖北省药品监督管理局编. 湖北省中药饮片炮制规范 [M]. 北京：中国医药科技出版社，2019.

[117] 华惠良，孔翠萍，于生，等. HPLC法测定山药不同炮制品中5-羟甲基糠醛及糠醛的含量 [J]. 内蒙古中医药，2012，31（22）：41.

［118］华佗. 华氏中藏经［M］. 北京：中国医药科技出版社，2011.

［119］黄富远. 不同炮制方式对薏苡仁品质的影响［J］. 浙江中医杂志，2009，44（6）：462.

［120］黄宫绣. 本草求真［M］. 北京：中国中医药出版社，1997.

［121］黄居敏，苏明声，张亚梅，等. 僵蚕化学成分研究［J］. 中药材，2017，40（1）：87-89.

［122］吉林省药品监督管理局编. 吉林省中药饮片炮制规范：第1册［M］. 吉林科学出版社，2020.

［123］季光琼，肖波，刘艳菊，等. 苍术麸炒前后正丁醇部位对湿阻中焦证大鼠的药效学研究［J］. 中成药，2014，36（7）：1527-1529.

［124］季鹏，张蕾，李民. 葛根化学成分研究［J］. 中国药师，2020，23（6）：1184-1188.

［125］贾东艳. 川木香煨制工艺及质量标准的研究［D］. 成都：成都中医药大学，2009.

［126］贾思勰. 石声汉校释. 齐民要术今释［M］. 北京：中华书局，2009.

［127］贾天广，刘邦迪，郭亚辉. 麦麸的功能成分及其应用研究进展［J］. 食品研究与开发，2014，35（7）：122-126.

［128］贾天柱，傅宝庆，袁昌鲁. 肉豆蔻不同炮制品挥发油含量及其化学成分比较［J］. 中药材，1992，15（1）：27-29.

［129］贾天柱，姜涛，关洪全，等. 肉豆蔻不同炮制品抗炎镇痛及抑菌作用比较［J］. 辽宁中医杂志，1996，23（10）：474.

［130］贾天柱，李洁，周粮，等. 肉豆蔻不同炮制品止泻作用及急性毒性比较［J］. 中国中药杂志，1997，22（4）：216-218.

［131］贾天柱，沙明，曹爱民，等. 肉豆蔻不同炮制品挥发油中丁香酚类成分测定［J］. 中国中药杂志，1997，22（8）：474-475.

［132］贾天柱，袁昌鲁，曹克慧，等. 肉豆蔻不同炮制品挥发油中肉豆蔻醚、黄樟醚的薄层扫描测定［J］. 中国中药杂志，1991，22（7）：275-278.

［133］贾天柱. 中药炮制学［M］. 第二版. 上海：上海科学技术出版社，2013.

［134］贾天柱. 中药生制饮片临床鉴别应用［M］. 北京：人民卫生出版社，2015.

［135］贾天柱. 肉豆蔻的研究进展［J］. 中草药，1996，27（11）：690-693.

［136］姜溱津子，张旭，贾天柱. 正交试验优选麸煨木香的炮制工艺［J］. 中国药房，2010，21（43）：4071-4073.

［137］姜溱津子. 木香炮制工艺及质量标准研究［D］. 沈阳：辽宁中医药大学，2010.

［138］蒋健. 基于临床表现的中药不良反应判断及防护方法［J］. 长春中医药大学学报，2016，32（1）：83-87.

［139］蒋以号，杨先玉，张庆华，等. 枳壳樟帮法炮制前后挥发油的GC-MS分析［J］. 中药材，2010，33（8）：1233-1236.

［140］焦锐锐，王成永. HPLC法测定山药饮片及麸炒山药中尿囊素的含量［J］. 安徽卫生职业技术学院学报，2017，16（2）：105-106，109.

［141］解统新. 浅谈葛根炮制［J］. 山东中医杂志，2003，22（8）：496-497.

［142］景娴，江海，杜欢欢，等. 我国山药研究进展［J］. 安徽农业科学，2016，44（15）：
　　　 114-117.

［143］开丽霞. 白术多糖的制备、结构表征及对DSS诱导肠粘膜屏障损伤的调控作用研究
　　　 ［D］. 杭州：浙江大学，2021.

［144］孔翠萍，柴川，崔小兵. 山药不同炮制品对小肠收缩及对消化酶活性的影响［J］.
　　　 中国民族民间医药，2012，21（15）：62-63.

［145］孔祥山，王欣，张云端. 薏苡仁古今炒法初探［J］. 山东中医杂志，1997，16（1）：
　　　 29-30.

［146］雷敩. 雷公炮炙论［M］. 辑佚本. 北京：人民卫生出版社，1957.

［147］黎艳刚，魏玲，陈海芳，等. 枳壳饮片麸炒前后香叶醇的含量测定［J］. 时珍国医
　　　 国药，2010，21（9）：2172-2173.

［148］李丹. 薏苡仁炮制方法的研究进展［J］. 中外医学研究，2018，16（35）：185-187.

［149］李杲. 脾胃论［M］. 北京：人民卫生出版社，2005.

［150］李国辉，张庆文，王一涛. 葛根的化学成分研究［J］. 中国中药杂志，2010，35
　　　 （23）：3156-3160.

［151］李慧，陈宝田，翁立冬，等. 木香炮制品中木香烃内酯和去氢木香内酯的HPLC测
　　　 定［J］. 中草药，2007，38（11）：1659-1661.

［152］李晶峰，王亚萍，边学峰，等. 基于肽键热振荡理论对僵蚕炮制前后体外抗帕金森
　　　 活性的研究［J］. 中国现代中药，2019，21（9）：1229-1235.

［153］李凯鹏，刘荣华，刘红星，等. 苍术炮制前后微量元素的比较［J］. 广东微量元素
　　　 科学，1998，5（10）：62-63.

［154］李力，张振秋. 不同炮制方法对木香中有效成分含量的影响［J］. 华西药学杂志，
　　　 2011，26（2）：177-178.

［155］李莉，吴德玲，戴宁，等. 苍术苷体外对大鼠精子线粒体膜电位及凋亡的影响
　　　 ［J］. 中药药理与临床，2019，35（5）：25-30.

［156］李时珍. 本草纲目［M］. 太原：山西科学技术出版社，2014.

［157］李爽，沈晓庆，章琦，等. 薏苡仁及其麸炒品对动物胃肠动力的影响［J］. 亚太传
　　　 统医药，2012，8（4）：29-32.

［158］李铁林，周杰，江文君，等. 炮制对肉豆蔻挥发油成分及肉豆蔻醚含量影响的研究
　　　 ［J］. 中国中药杂志，1990，15（8）：23-25.

［159］李梴. 医学入门［M］. 北京：人民卫生出版，2006.

［160］李伟，文红梅，崔小兵，等. 白术的化学成分研究［J］. 中草药，2007，38（10）：
　　　 1460-1462.

［161］李伟，文红梅，崔小兵，等. 白术的炮制机理及其倍半萜成分转化的研究［J］. 中
　　　 国中药杂志，2006，31（19）：1600-1603.

［162］李霞，孟大利，李铣，等. 麸炒北苍术化学成分的研究［J］. 中草药，2004，35（5）：
　　　 24-25.

［163］李翔，王丽，马媛，等. 木香的炮制工艺研究［J］. 海峡药学，2021，33（10）：
　　　 26-28.

［164］李迅. 集验背疽方［M］. 北京：人民卫生出版社，1989.

［165］李滢，杨秀伟. 麸炒白术化学成分的研究［J］. 中国现代中药，2018，20（9）：
1074-1079.

［166］李珍，杨洋. 中药材苍术质量分析［J］. 北方药学，2015，12（11）：7.

［167］李正红，夏放高，陈海芳，等. 枳壳麸炒前、后主要活性成分的含量变化［J］. 中
国实验方剂学杂志，2013，19（19）：18-21.

［168］李中梓. 本草通玄［M］. 北京：中国中医药出版社，2015.

［169］李中梓. 雷公炮制药性解［M］. 北京：中国中医药出版社，1998.

［170］梁乙川，郭换，刘素娟，等. 基于颜色变化的麸炒白术最佳炮制火候的客观量化判
别［J］. 中国实验方剂学杂志，2018，24（6）：12-15.

［171］廖晶晶，钟凌云，谌瑞林，等. 葛根、粉葛炮制历史沿革及现代炮制比较研究
［J］. 中华中医药杂志，2021，36（11）：6643-6650.

［172］廖周华，陈铭志，李彩娟，等. 麦麸提取γ-氨基丁酸工艺的优选［J］. 亚热带农业
研究，2010，6（4）：267-270.

［173］林桂梅，靳艳，武娟，等. 大鼠肠道菌群对枳实生品与麸炒品提取物中黄酮类成分
代谢作用研究［J］. 现代中药研究与实践，2019，33（5）：11-15.

［174］林桂梅，来有雪，于晓黎，等. 麸炒枳实的炮制工艺优化［J］. 中国实验方剂学杂
志，2010，16（18）：21-25.

［175］林桂梅，张国锋，张建军. 枳实生品与麸炒品中4个黄酮类成分表观油水分配系数
的比较研究［J］. 中华中医药学刊，2018，36（6）：1417-1419.

［176］林桂梅，张旭，尹丽波，等. 枳实生品和麸炒品对利血平致脾虚证大鼠胃肠激素含
量的影响［J］. 中医药导报，2012，18（12）：11-12，16.

［177］林玲. 僵蚕、僵蛹及含僵蚕、僵蛹中成药的鉴定研究［D］. 镇江：江苏大学，
2021.

［178］林佩琴. 类证治裁［M］. 上海：上海科学技术出版社，1959.

［179］蔺道人. 仙授理伤续断秘方［M］. 北京：人民卫生出版社，2006.

［180］凌奂. 本草害利［M］. 北京：中国中医药出版社，2013.

［181］刘昉. 幼幼新书［M］. 北京：中国医药科技出版社，2011.

［182］刘芬，刘艳菊，田春漫. 苍术麸炒前后对脾虚证大鼠免疫系统及胃肠激素的影响
［J］. 上海交通大学学报（医学版），2015，35（1）：8-12，28.

［183］刘欢，陈剑锋，王静，等. 高效液相色谱法同时测定肉豆蔻麸煨前后肉豆蔻木脂素
和去氢二异丁香酚的含量［J］. 医药导报，2014，33（8）：1070-1072.

［184］刘家水，张丹雁. 山药正伪品及其习用品的快速鉴别［J］. 现代中药研究与实践，
2013，27（2）：16-19.

［185］刘江亭，林永强，张学兰，等. 白术麸炒前后饮片和水煎液中总糖、多糖含量测定
比较［J］. 中医药学报，2016，44（5）：15-17.

［186］刘莉. 不同炮制工艺对枳壳质量影响研究［J］. 实用中医药杂志，2007，23（4）：
260-261.

［187］刘苗苗，陈祥胜，陈琪瑶，等. 苍术麸炒过程5-羟甲基糠醛的转化机制研究［J］.

中草药，2016，47（8）：1327-1331.

［188］刘敏，管福琴，王海婷，等. 小麦麸皮总黄酮的体外抗氧化活性研究［J］. 食品研究与开发，2012，33（4）：5-8.

［189］刘若金. 本草述［M］. 北京：中医古籍出版社，2005.

［190］刘舒平，王静竹，刘春生，等. HPLC法测定葛根炮制品中葛根素的含量［J］. 中国中药杂志，1998，23（12）：723-724，763-764.

［191］刘完素. 素问病机气宜保命集［M］. 北京：人民卫生出版社，1959.

［192］刘文山，杨梓懿. 不同炮制方法对葛根中总异黄酮含量的影响［J］. 中国现代药物应用，2008，2（1）：39-41.

［193］刘晓，蔡皓，傅紫琴，等. 山药麸炒前后多糖成分对T细胞免疫功能的影响［C］. 成都：中华中医药学会，2010：495-499.

［194］刘孝乐. 炮制对枳壳药理作用的影响研究［J］. 中成药研究，1987，10（10）：17.

［195］刘艳菊，曾敏，陈雯雯，等. 气-质联用法分析苍术、麸炒苍术及其辅料麦麸的挥发性成分［J］. 中国医院药学杂志，2012，32（11）：847-849.

［196］刘艳菊，陈雯雯，曾敏，等. 苍术炮制前后水提物药效学研究［J］. 中国中药杂志，2012，37（15）：2276-2279.

［197］刘艳菊，肖波，季光琼，等. 苍术炮制前后挥发油的急性毒性实验［J］. 中国医院药学杂志，2013，33（20）：1670-1673.

［198］刘艳菊，许腊英，李水清. 麸炒苍术炮制工艺研究［J］. 中国医院药学杂志，2009，29（15）：1267-1269.

［199］刘应蛟，楚世峰，袁志鹰，等. HPLC法同时测定山药饮片、麸炒及土炒山药中尿囊素、腺苷和苯丙氨酸的含量［J］. 时珍国医国药，2019，30（3）：568-570.

［200］刘玉强，才谦，贾天柱. 麸炒前后苍术中3种成分的HPLC测定［J］. 中成药，2013，35（1）：131-135.

［201］刘玉强，刘育含，才谦. 生苍术和麸炒苍术入药对四妙丸中盐酸小檗碱组织分布的影响［J］. 亚太传统医药，2017，13（24）：22-25.

［202］刘玉强，许晨曦，贾蕊，等. 苍术中三种单体化合物对脾虚模型大鼠疗效研究［J］. 中华中医药学刊，2017，35（2）：382-386.

［203］刘育含，刘玉强，戚晓杰，等. 基于液质联用技术的苍术炮制前后苍术苷A的尿排泄动力学研究［J］. 药物分析杂志，2018，38（11）：1945-1951.

［204］刘育含. 基于LC-MS的苍术炮制前后主要成分尿排泄动力学和尿液代谢组学研究［D］. 沈阳：辽宁中医药大学，2018.

［205］刘振丽，宋志前，李林福，等. 枳实炮制前后化学成分含量的变化［J］. 中成药，2006，28（8）：1148-1150.

［206］龙全江，吴平安，刘峰林，等. 正交试验法优选麸炒白术工艺研究［J］. 中国中医药信息杂志，2006，13（4）：48-49.

［207］龙志礼，刘小郡，李坚强，等. 麦麸的营养组分及功能性成分的提取［J］. 粮食加工，2021，46（5）：28-32.

［208］楼英. 医学纲目［M］. 北京：中国中医药出版社，1998.

［209］鲁伯嗣. 婴童百问［M］. 北京：人民卫生出版社，1961.

［210］罗琼，郝近大，杨华，等. 葛根的本草考证［J］. 中国中药杂志，2007，32（12）：1141-1144.

［211］罗天益. 卫生宝鉴［M］. 北京：商务印书馆排印版，1959.

［212］罗云云，杜伟锋，康显杰，等. 薏苡仁历史应用概况及现代研究［J］. 中华中医药杂志，2018，33（12）：5666-5673.

［213］罗周彦. 医宗粹言［M］. 合肥：安徽科学技术出版社，1995.

［214］骆利平，陈海芳，袁金斌，等. 枳壳炮制机理研究［C］. 中华中医药学会中药制剂分会、世界中医药学会联合会中药药剂专业委员会，中华中医药学会，2013：78-85.

［215］马嘉擎，赵小雨，刘艳艳，等. 麸炒中药现代研究进展［J］. 广东药科大学学报，2021，37（2）：163-166.

［216］马莉，王玄，马琳，等. 动物药僵蚕高温麸炒的科学合理性［J］. 中国中药杂志，2015，40（23）：4629-4633.

［217］马明慧，刘秀峰，余伯阳. 薏苡仁的本草考证［J］. 中国民族民间医药，2021，30（19）：32-37.

［218］马善鹏. 基于肠道菌群以及菌群-宿主共代谢调节的苍术麸炒机理研究［D］. 沈阳：辽宁中医药大学，2020.

［219］马潇，康安，徐珊，等. 麸炒苍术不同提取物对小鼠脾虚泄泻的影响［J］. 南京中医药大学学报，2018，34（3）：292-297.

［220］马雪松，邹兵，尹丽波，等. 多指标优选麸炒枳实的炮制工艺研究［J］. 中国医药指南，2012，10（9）：72-74.

［221］马亚男，乔欣，叶耀辉. 木香及其犯火炮制品挥发性成分的顶空进样气相色谱-质谱联用分析［J］. 时珍国医国药，2021，32（9）：2154-2158.

［222］马亚男. 木香炮制前后成分变化及对小鼠胃肠运动的影响研究［D］. 南昌：江西中医药大学，2021.

［223］毛茜，傅超美，胡慧玲，等. 川木香煨制前后主要药效成分在人工胃、肠液及大鼠离体胃肠共孵液中的稳定性研究［J］. 中国中药杂志，2012，37（6）：785-789.

［224］毛茜. 基于化学成分差异性和主要药效成分胃肠吸收差异性研究川木香煨制机理［D］. 成都：成都中医药大学，2012.

［225］毛淑杰，王智民，李先端. 中药炮制辅料研究［M］. 北京：学苑出版社，2013：161-162.

［226］孟冉，张振凌，陈晶晶，等. 中药炮制辅料麦麸有害物质分析［J］. 中成药，2020，42（9）：2397-2402.

［227］孟祥龙，郭晓慧，章茜茜，等. 苍术炮制前后挥发油成分的分析和比较［J］. 世界科学技术-中医药现代化，2014，16（8）：1760-1767.

［228］孟振豪，韩永红，钟凌云. 星点设计-效应面法优选蜜糠炒白术的炮制工艺［J］. 中国实验方剂学杂志，2015，21（15）：19-22.

［229］缪希雍. 炮炙大法［M］. 北京：人民卫生出版，1956.

［230］缪希雍. 先醒斋医学广笔记［M］. 北京：人民卫生出版社，2007.

［231］莫雪林，胡美变，肖禾，等. 僵蚕的本草考证［J］. 中药与临床，2016，7（5）：47-50.

［232］倪志涛，栗会静，杜晓凤，等. 白术炮制历史沿革研究［J］. 中国民族民间医药，2021，30（16）：23-28.

［233］倪朱谟. 本草汇言［M］. 北京：中医古籍出版社，2005.

［234］宁夏食品药品监督管理局. 宁夏中药饮片炮制规范［M］. 2017年版. 银川：阳光出版社，2017.

［235］欧阳荣. 枳实生品及不同炮制品中橙皮苷含量比较［J］. 中国药房，2004，15（1）：57-58.

［236］欧羽婵. 明清江西中药材地理初探［D］. 广州：暨南大学，2019.

［237］潘欢欢，刘飞，张鑫，等. 白术炒制过程中多糖和还原糖含量变化规律研［J］. 时珍国医国药，2016，27（6）：1382-1383.

［238］潘新，胡昌江，耿媛媛，等. 补骨脂、肉豆蔻炮制前后在"二神丸"中对脾肾阳虚泄泻小鼠的止泻研究［J］. 中成药，2014，36（5）：1059-1062.

［239］潘以琳. Box-Behnken响应面法优选麸炒薏苡仁炮制工艺［J］. 山东化工，2022，51（14）：73-75.

［240］庞安时. 伤寒总病论［M］. 北京：人民卫生出版社，2007.

［241］庞国兴，金传山. 木香炮制的初步研究［J］. 中成药，1992，14（6）：21-22.

［242］庞雪，刘玉强，刘小丹，等. 苍术麸炒前后活性部位药效比较研究［J］. 中国药房，2016，27（10）：1308-1311.

［243］彭芳芳，林桂梅，臧彬如. 基于UPLC-Q-TOF-MS^{E}技术分析麸炒前后枳实及其辅料麦麸化学成分的差异［J］. 中国实验方剂学杂志，2020，26（24）：144-152.

［244］彭芳芳，林桂梅. 枳实生制品提取液中黄酮类成分及其单体在Caco-2细胞模型中的吸收转运研究［J］. 中华中医药学刊，2021，39（1）：107-110.

［245］彭艳，张丽颖，金阳，等. 山药及麸炒山药拉曼指纹图谱分析［J］. 中成药，2021，43（12）：3403-3408.

［246］彭致铖，蔡盛康，罗思妮，等. 麸炒枳实炮制工艺研究及质量分析［J］. 广东药科大学学报，2021，37（3）：66-73.

［247］戚晓杰，刘玉强，刘育含，等. 苍术麸炒前后苍术苷A的药动学行为［J］. 中成药，2018，40（3）：715-718.

［248］戚晓杰. 基于LC-MS技术的苍术炮制前后主要成分药代动力学及代谢组学研究［D］. 沈阳：辽宁中医药大学，2018.

［249］祁坤. 外科大成［M］. 上海：上海卫生出版社，1957.

［250］钱乙. 小儿药证直诀［M］. 北京：人民卫生出版社，1955.

［251］裘维瀚，戴辉，胡泓，等. 葛根煨制前后成分的比较研究［J］. 中成药，2013，35（10）：2213-2217.

［252］任学良，舒庆尧. 低植酸作物的研究进展及展望［J］. 核农学报，2004（6）：438-442.

［253］沙图穆苏. 瑞竹堂经验方［M］. 上海：上海科学技术出版社，1959.

［254］山东省食品药品监督管理局. 山东省中药饮片炮制规范［M］. 2012年版. 济南：山东科学技术出版社，2012.

［255］陕西省食品药品监督管理局. 陕西省中药饮片标准：第1册［M］. 西安：陕西科学技术出版社，2008.

［256］沈季龙. 食物本草会纂［M］. 清乾隆癸卯金阁书业堂版，1691.

［257］沈金鳌. 妇科玉尺［M］. 上海：上海卫生出版社，1958.

［258］沈莎莎，张振凌，吴若男，等. 不同炮制方法对薏苡仁抗肿瘤成分甘油三油酸酯含量的影响［J］. 时珍国医国药，2015，26（9）：2138-2140.

［259］石昌顺. 中药葛根的研究进展［J］. 中草药，1994，25（9）：496-497，500.

［260］石坤，涂济源，徐依依，等. 多指标综合评分法优化麸炒苍术的炮制工艺［J］. 中国药师，2019，22（3）：394-398.

［261］宋丽琴，李诗国. 不同炮制方式对薏苡仁造成的品质差异探讨［J］. 海峡药学，2010，22（1）：73-74.

［262］宋小军，丛晓东，马月光，等. 不同炮制温度对薏苡仁油含量的影响［J］. 中国现代医生，2011，49（36）：82-83.

［263］宋太医局. 太平惠民和剂局方［M］. 北京：人民卫生出版社，1959.

［264］苏轼、沈括. 苏沈良方［M］. 北京：人民卫生出版社，1956.

［265］苏颂. 图经本草［M］. 福州：福建科学技术出版社，1988.

［266］苏颂. 尚志钧辑. 本草图经［M］. 北京：学苑出版社，2017.

［267］孙贝贝，孙海英，朱伟豪，等. 薏苡仁麸炒前后治疗脾虚水湿不化谱效关系研究［J］. 中成药，2022，44（2）：475-481.

［268］孙守祥. 木香药材历史沿革中的基原变迁与分化［J］. 中药材，2008，31（7）：1093-1095.

［269］孙思邈. 备急千金要方［M］. 北京：中医古籍出版社，1999.

［270］孙望林. 良朋汇集经验神方［M］. 北京：中医古籍出版社，2004.

［271］孙星衍，孙冯翼辑. 神农本草经［M］. 北京：人民卫生出版社，1982.

［272］孙元琳，崔璨，顾小红，等. 黑小麦麸皮酚酸物质的定性分析与阿魏酸含量测定［J］. 中国粮油学报，2014，29（11）：113-117.

［273］汤卫国，管福琴，赵友谊，等. 五种小麦麸皮烷基酚类化合物体外抗肿瘤作用及初步的机制研究［J］. 食品工业科技，2014，35（15）：352-355.

［274］唐慧慧，许腊英，陈栋，等. 气相色谱法测定麸炒苍术中β-桉叶醇的含量［J］. 解放军药学学报，2008，24（3）：266-278.

［275］唐慎微. 重修政和经史政类备用本草［M］. 北京：人民卫生出版社，2021.

［276］陶弘景. 本草经集注［M］. 北京：群联出版社，1955.

［277］天津市药品检验所中药组. 关于肉豆蔻炮制方面有关问题的探讨［J］. 中草药通讯，1979，10（1）：16-19，49.

［278］田代华，整理. 黄帝内经素问［M］. 北京：人民卫生出版社，2005.

［279］田蜜，陈芳，余坊. 僵蚕的研究进展［J］. 中医药导报，2015，21（15）：101-104.

［280］涂济源，刘艳菊，肖波，等．苍术麸炒前后正丁醇部位燥湿健脾药效及关键成分研究［J］．中华中医药杂志，2019，34（7）：2949-2953.

［281］屠道和．本草汇纂［M］．北京：中国中医药出版社，2016.

［282］万连步，杨力，张民．小麦［M］．山东科学技术出版社，2014：8-9.

［283］汪昂．本草备要［M］．北京：人民卫生出版社，2017.

［284］汪昂．医方集解［M］．北京：科技卫生出版社，1957.

［285］汪初庵．本草易读［M］．北京：人民卫生出版社，1987.

［286］王安忆．考工记［M］．广州：花城出版社，2018.

［287］王碧君，黄上书，梁慧，等．山药麸炒前后有效成分含量及UPLC指纹图谱差异性研究［J］．广东药科大学学报，2020，36（6）：771-777.

［288］王衮．博济方［M］．北京：商务印书馆，1959.

［289］王海波，蔡宝昌，李伟东．山药麸炒前后尿囊素含量的比较［J］．南京中医药大学学报，2004，20（3）：165-166.

［290］王好古．汤液本草［M］．北京：人民卫生出版社影印，1956.

［291］王和平，桑咏梅，巩如利，等．烘制麸葛根的实验研究［J］．中成药，1991，13（6）：20-21.

［292］王怀隐．太平圣惠方［M］．北京：人民卫生出版社，1958.

［293］王建科，张永萍，李玮，等．薏苡仁贵州炮制方法的工艺优化［J］．贵州农业科学，2013，41（8）：173-175.

［294］王晶，赵重博，唐家琪，等．葛根麸煨工艺优化及其药效学研究［J］．中成药，2022，44（2）：532-537.

［295］王静，陈悦，袁子民，等．基于尿液代谢组学分析肉豆蔻麸煨炮制前后对大鼠长期毒性的作用差异［J］．中国实验方剂学杂志，2018，24（4）：8-13.

［296］王肯堂．证治准绳［M］．上海：上海科学技术出版社，1959.

［297］王坤宁，袁红霞.《神农本草经》与经方应用之术篇［J］．山东中医药大学学报，2022，46（3）：283-288.

［298］王璐，汪丽霞，吴婷婷，等．不同炮制方法对衢枳壳药效指标成分含量及抗氧化活性的影响［J］．中国药房，2022，33（7）：830-835.

［299］王宁宁，戴莹，袁一平，等．山药历史源流分析及其标准体系构建［J］．中国实验方剂学杂，2018，24（4）：222-228.

［300］王萍，张蕾，尹明姬．小麦麸皮中水溶性膳食纤维的提取［J］．粮食加工，2006（1）：51-53.

［301］王俏，张理平，阎宗光．麦麸水解-氧化-冰解制取草酸新工艺研究［J］．食品科技，2004（8）：89-91.

［302］王秋丹，赵凯迪，林长青．葛根多糖抗氧化性及其降血糖作用研究［J］．食品工业科技，2022，43（5）：381-388.

［303］王诗语，郑浩，秦晔，等．枳壳的本草考证［J］．安徽农业科学，2022，50（5）：156-160，183.

［304］王曙东，方明，袁倚盛．炮制对山药中游离氨基酸的影响［J］．中国中药杂志，

1990，15（11）：27-28.

［305］王焘. 外台秘要［M］. 北京：人民卫生出版社，1955.

［306］王婷，孙静莹，刘翠，等. 麸炒枳实对功能性消化不良大鼠肠道菌群的影响［J］. 中国药学杂志，2021，56（13）：1068-1075.

［307］王婷. 基于内质网应激-肠道菌群探究枳实麸炒前后对功能性消化不良大鼠的影响［D］. 成都：西南交通大学，2021.

［308］王小芳，王芳，张亚环，等. 白术挥发油中苍术酮氧化反应的动力学［J］. 应用化学，2007，24（3）：301-306.

［309］王小莉，于生，单晨啸，等. 顶空GC-MS测定薏苡仁不同炮制品中焦香味醛类物质的含量［J］. 海峡药学，2021，33（6）：69-71.

［310］王新，肖凯军. 纤维素酶-超声辅助提取麦麸总黄酮的工艺研究［J］. 食品科技，2009，34（12）：230-234.

［311］王栩. 握灵本草［M］. 北京：中国中医药出版社，2012.

［312］王绪颖，贾晓斌，陈彦. 木香类药材的研究进展［J］. 中药材，2010，33（1）：153-157.

［313］王莹，杨秀伟. 肉豆蔻中新木脂素类化合物的定量分析［J］. 中国现代中药，2008，10（2）：10-13.

［314］王咏，于广华，李芳，等. 中药麸炒中梅拉德反应产物的分析研究［J］. 海峡药学，2016，28（6）：35-36.

［315］王正益，张振凌，吴建刚，等. 肉豆蔻炮制的初步研究（摘要）［J］. 河南医药，1984，4（6）：386-387.

［316］王忠合，钟丽娴. 麦麸活性多糖的提取、组成及其抗氧化性研究［J］. 食品工业科技，2009，30（7）：115-119.

［317］魏玲，陈海芳，袁金斌，等. 枳壳饮片麸炒工艺研究［J］. 中药材，2010，33（6）：879-882.

［318］文加旭，赵德，邓君. 炮制方法对木香挥发油成分的影响［J］. 中药材，2012，35（9）：1397-1401.

［319］翁萍，王文凯，张晓婷. 白术不同炮制品对脾虚小鼠胃肠功能的影响［J］. 江西中医药，2015，5（46）：30-32.

［320］吴国清，曹岗，夏云华. 中药薏苡仁炮制前后GC指纹图谱研究［J］. 中华中医药学刊，2013，31（7）：1495-1498.

［321］吴慧，单国顺，赵文龙，等. 不同麦麸对白术炮制品质量的影响［J］. 中国实验方剂学杂志，2014，20（6）：55-60.

［322］吴慧，赵文龙，单国顺，等. HPLC波长切换法同时测定白术及其不同麸制品中白术内酯Ⅰ、Ⅱ、Ⅲ［J］. 中成药，2013，35（11）：2484-2487.

［323］吴鞠通. 吴鞠通医案［M］. 北京：人民卫生出版社，1960.

［324］吴可，谢朝晖，王芳. 炮制对葛根中总黄酮及葛根素含量的影响［J］. 中国医药导报，2011，8（1）：64-66.

［325］吴涛. 云南道地药材云木香和制三七的化学成分研究［D］. 昆明：昆明理工大学，

2020.

［326］吴彦夔. 传信适用方［M］. 北京：人民卫生出版社，1956.

［327］吴仪洛. 本草从新［M］. 北京：中国中医药出版社，2013.

［328］伍乐芹，张静，孙润广，等. 白术多糖的分离纯化与结构表征［J］. 高等学校化学学报，2011，32（12）：2812-2816.

［329］伍清芳，王智磊，鄢玉芬，等. 白术麸炒过程中单糖和二糖组成及含量变化规律研究［J］. 成都中医药大学学报，2017，40（4）：7-11，126.

［330］武之望. 济阴纲目［M］. 上海：上海科技卫生出版社校印，1958.

［331］徐光启. 石声汉点校. 农政全书［M］. 上海：上海古籍出版社，2011.

［332］徐敬儒，刘玉强，才谦，等. 平胃散中麸炒苍术用生苍术替代前后药效学比较研究［J］. 上海中医药大学学报，2013，27（6）：78-81.

［333］徐彦纯. 本草发挥［M］. 北京：中国中医药出版社，2015.

［334］徐莹. 僵蚕炮制前后蛋白质的差异研究［D］. 镇江：江苏大学，2016.

［335］徐自升，蔡宝昌，张弦. 怀山药炮制前后TLC，UV及HPLC图谱的变化［J］. 中国中药杂志，2004，29（2）：99.

［336］许晨曦，刘玉强，刘阳芷，等. 生、麸炒苍术对痰湿困脾模型大鼠治疗效果［J］. 中成药，2016，38（5）：978-983.

［337］许晨曦，刘玉强，张丝雨，等. 生、麸炒苍术对大鼠AQP1、AQP5及血液流变学的影响［J］. 中药材，2015，38（10）：2056-2059.

［338］许枬，陈懿竹，战宏利，等. 木香生品与麸煨品的药效研究［J］. 中国实验方剂学杂志，2012，18（11）：199-201.

［339］薛己. 校注妇人良方［M］. 太原：山西科学技术出版社，2012.

［340］严洁，施雯，洪炜. 得配本草［M］. 上海：上海卫生出版社，1957.

［341］阎汝南，李飞，蔡丹昭，等. 枳壳炮制前后微量元素的测定［J］. 广东微量元素科学，1994，1（5）：50-51.

［342］阎汝南，李飞，刘舒平，等. 麸炒法对中药微量元素的影响［J］. 微量元素与健康研究，1996（3）：28-29.

［343］杨春，王道平，杨倩. 薏苡仁不同炮制品中脂肪油及亚油酸含量比较［J］. 贵阳中医学院学报，2010，32（4）：82-84.

［344］杨栋，陈悦梅，吴晓磊，等. 苍术炮制前后指纹图谱及主要成分含量变化研究［J］. 中国药师，2020，23（12）：2398-2402.

［345］杨孔. 云南道地药材熟三七和云木香的化学成分及生物活性研究［D］. 昆明：昆明理工大学，2021.

［346］杨连菊，冯学锋，杨京玉，等. 生山药及麸炒山药的质量标准研究［J］. 中国中药杂志，2010，35（21）：2846-2849.

［347］杨连菊，冯学锋，张淑运，等. 麸炒山药炮制工艺研究［J］. 中国中药杂志，2009，34（13）：1658-1660.

［348］杨明，张中文，李景如，等. 苍术挥发油的急性毒性试验［J］. 动物医学进展，2008，29（2）：113-114.

［349］杨时泰. 本草述钩元［M］. 上海：上海科技出版社，1958.

［350］杨武亮，陈海芳，余宝金，等. 枳壳活性化学成分研究［J］. 中药材，2008，31（12）：1812-1815.

［351］杨秀伟，黄鑫，艾合买提·买买提. 肉豆蔻中新的新木脂素类化合物［J］. 中国中药杂志，2008，33（4）：397-402.

［352］杨玉环，张灵煜，郭秋平，等. 枳实、枳壳的生物活性成分及其应用研究进展［J］. 食品与药品，2021，23（5）：476-484.

［353］杨中林，李晓毛，王拥军. 山药不同炮制品对小鼠碳粒廓清速率的影响［J］. 中国中药杂志，1991，16（12）：725-726，762.

［354］姚澜. 本草分经［M］. 上海：上海科学技术出版社，1989.

［355］姚兆敏，陈卫东，仰忠华等. 白术研究进展及其质量标志物（Q-marker）的预测分析［J］. 中草药，2019，50（19）：4796-4807.

［356］叶定江，原思通. 中药炮制学辞典［M］. 上海：上海科学技术出版社，2005.

［357］叶天士. 本草经解［M］. 北京：学苑出版社，2011.

［358］佚名. 小儿卫生总微方论［M］. 上海：上海卫生科学技术出版社，1959.

［359］佚名. 银海精微［M］. 北京：人民卫生出版社，2006.

［360］于欢，宁希鲜，陈泣，等. 江枳壳炮制品挥发油的GC-MS分析［J］. 中成药，2015，37（3）：592-598.

［361］于欢，钟凌云，宁希鲜，等. 枳实不同炮制品挥发油GC-MS分析［J］. 中国实验方剂学杂志，2015，21（15）12-18.

［362］于少军，王月敏，李绍华，等. 葛根炮制前后化学成分的对比［J］. 中国中药杂志，1992，17（9）：534-536，575.

［363］于晓黎，林桂梅，谢君，等. 正交法优选麸炒枳实最佳炮制工艺［J］. 中成药，2010，32（7）：1166-1168.

［364］于艳，贾天柱，才谦，等. 茅苍术生品及麸炒品挥发油对脂多糖诱导人结肠上皮细胞炎症损伤的影响［J］. 中华中医药杂志，2022，37（3）：1374-1379.

［365］于艳，贾天柱，才谦. 茅苍术及其麸炒品对胃溃疡大鼠抗炎作用的比较研［J］. 中国中药杂志，2016，41（4）：705-710.

［366］于艳，贾天柱，魏新智，等. 麸炒前后茅苍术挥发油对缺氧/复氧损伤心肌细胞的抗氧化与抗凋亡作用［J］. 中药药理与临床，2022，38（1）：124-130.

［367］于艳，贾天柱，吴振起，等. 麸炒茅苍术挥发油抗LPS诱导HCoEpiC炎症损伤的作用［J］. 时珍国医国药，2021，32（5）：1134-1139.

［368］余平，费莹，李洪玉，等. 以离体肠肌抑制作用评价麸炒炮制工艺对白术药效的影响［J］. 中华中医药学刊，2017，35（5）：1091-1093.

［369］袁德俊，吴启端，吴雪茹. 用气相色谱质谱联用仪（GC-MS）分析枳实麸炒前后挥发油化学成分的变化［J］. 中医学报，2013，28（8）：1175-1177.

［370］袁子民，刘欢，胡娜，等. 麸煨肉豆蔻不同提取物对大鼠离体肠平滑肌的影响［J］. 吉林中医药，2014，34（2）：179-180，184.

［371］袁子民，刘欢，贾天柱，等. 肉豆蔻及炮制品醇提取物的抗氧化作用［J］. 长春中

医药大学学报，2015，31（5）：930-932.

［372］袁子民，刘欢，王静，等. 正交试验优选麸煨肉豆蔻片的炮制工艺［J］. 中国中医药信息杂志，2016，23（3）：74-76.

［373］袁子民，刘欢，王静. 肉豆蔻及炮制品醇提取物的止泻及抗炎作用研究［J］. 时珍国医国药，2015，26（12）：2910-2911.

［374］袁子民，王静，吕佳，等. 肉豆蔻饮片炮制前后挥发油成分的GC-MS分析［J］. 中国中药杂志，2006，31（9）：737-739.

［375］袁子民. 中药肉豆蔻炮制原理研究［D］. 沈阳：辽宁中医药大学，2006.

［376］岳岭，华永庆，崔小兵，等. 不同炮制方法对麦麸健脾功效的影响［J］. 现代中药研究与实践，2010，24（3）：41-44.

［377］云南省食品药品监督管理局. 云南省中药饮片标准：第1册［M］. 2005年版. 昆明：云南美术出版社，2005.

［378］昝殷. 食医心鉴［M］. 上海：上海三联书店，1990.

［379］战宏利，许枬. 木香麸煨前后化学成分变化研究［J］. 中成药，2010，32（1）：84-88.

［380］战宏利. 木香炮制前后化学成分研究［D］. 沈阳：辽宁中医药大学，2010.

［381］张秉成. 本草便读［M］. 北京：学苑出版社，2010.

［382］张昌文，彭宣文. 白僵蚕麸炒炮制工艺研究［J］. 北方药学，2013，10（4）：39-40.

［383］张从正. 儒门事亲［M］. 上海：上海卫生出版社，1958.

［384］张丹，邢姝丽，李蒙，等. 生、煨葛根对大鼠离体十二指肠平滑肌运动的影响［J］. 上海中医药杂志，2013，47（12）：70-73.

［385］张丹，祝伦伦，徐敏，等. 葛根煨制前后的止泻作用及机理［J］. 中成药，2014，36（10）：2140-2144.

［386］张德裕. 本草正义［M］. 北京：中国中医药出版社，2015.

［387］张典瑞，王琦，杨书斌. 正交法优选麸炒枳壳工艺参数［J］. 山东中医杂志，1992，11（2）：37-38.

［388］张昊东. 五味代表性香药本草古籍考释［D］. 银川：宁夏医科大学，2020.

［389］张浩. 仁术便览［M］. 北京：商务印书馆，1957.

［390］张贺，辛义周，马传江. 肉豆蔻炮制研究进展［J］. 药学研究，2021，40（10）：664-667.

［391］张红伟，王晓燕，黄霞，等. 基于国家药品评价性抽验的全国山药饮片质量情况分析与研究［J］. 中国现代中药，2020，22（10）：1707-1713.

［392］张金莲，曾昭君，李志强，等. HPLC法测定枳壳不同炮制品中活性成分［J］. 中成药，2014，36（11）：2355-2358.

［393］张景岳. 景岳全书［M］. 北京：中国中医药出版社，1996.

［394］张乐，潘欢欢，刘飞，等. 白术麸炒过程中5-羟甲基糠醛的含量变化规律及其与饮片温度、颜色变化的相关性分析［J］. 中国实验方剂学杂志，2016，22（17）：11-14.

［395］张令志，吴皓，李伟，等. HPLC法测定薏苡仁不同炮制品中5-羟甲基糠醛及糠醛的含量［J］. 药学与临床研究，2012，20（6）：574-576.

［396］张美，龚晓猛，熊瑞，等. 平胃散中药物炮制前后药效学比较［J］. 中国实验方剂学杂志，2016，22（2）：17-20.

［397］张敏，焦宏，郭捷. 基于NMR代谢组学技术对山药化学成分的研究［J］. 食品工程，2014（4）：19-23.

［398］张瑞，王和平，花似虎. 枳实、枳壳麸炒原理的实验研究［J］. 中医药学报，1981（1）：53-54.

［399］张旭，侯影，贾天柱. 木香炮制历史沿革及现代研究进展［J］. 辽宁中医药大学学报，2012，14（4）：36-39.

［400］张旭，姜漾津子，侯影，等. 木香及其麸煨品挥发油化学成分的气相色谱－质谱联用测定［J］. 时珍国医国药，2011，22（6）：1355-1357.

［401］张旭，姜漾津子，贾天柱. HPLC法测定不同来源木香饮片中木香烃内酯和去氢木香内酯含量［J］. 辽宁中医药大学学报，2011，13（2）：27-29.

［402］张旭. 木香生用理气煨熟止泻原理研究［D］. 沈阳：辽宁中医药大学，2011.

［403］张意涵. 苍术的化学物质基础与代谢组学研究［D］. 上海中医药大学，2019.

［404］张银卿，黄永健，许庆文，等. 小鼠口服和吸入复方苍术油急性毒性研究［J］. 时珍国医国药，2009，20（5）：1196-1197.

［405］张印，窦永起. 白术不同炮制品对小鼠小肠运动的影响［J］. 国医论坛，2005，20（5）：13-14.

［406］张仲岩. 修事指南［M］. 杭州：杭州抱经堂书局，1704.

［407］章津铭，傅超美，许丽佳，等. 煨制川木香的止泻作用及其物质基础研究［J］. 时珍国医国药，2010，21（12）：3161-3163.

［408］章西民，陆泽俭. 关于肉豆蔻炮制问题的探讨［J］. 中药通报，1982，7（3）：21-24.

［409］赵佳琛，王艺涵，翁倩倩，等. 经典名方中枳实与枳壳的本草考证［J］. 中国现代中药，2020，22（8）：1175-1184.

［410］赵佶，编. 圣济总录［M］. 北京：人民卫生出版社，1962.

［411］赵丽沙，王娜妮，董宇，等. 麸炒炮制对薏苡仁中甘油三油酸酯含量的影响［J］. 浙江中医杂志，2018，53（3）：226-227.

［412］赵明敬. 浅谈煨木香之制法及作用［J］. 恩施医专学报，1992，9（2）：59.

［413］赵启苗，贾天柱. ICP-MS法测定肉豆蔻及其炮制品中无机元素含量［J］. 甘肃中医学院学报，2012，29（3）：32-34.

［414］赵清，陈松鹤，郝丽静，等. 基于CIELAB颜色空间分析法和HPLC测定法对僵蚕不同炮制品的外观性状和内在质量的控制研究［J］. 辽宁中医杂志，2010，37（7）：1344-1346.

［415］赵清，陈玮娜，郝丽静. 论中药僵蚕的"相喜为制"［J］. 现代中医药，2009，29（5）：57-59.

［416］赵清，郝丽静，马晓莉，等. 六种僵蚕炮制品的薄层鉴别与含量测定研究［J］. 辽

宁中医杂志，2010，37（12）：2421-2424.

［417］赵清，霍利琴，贾天柱. 不同炮制方法对僵蚕体外抗氧化活性及其对酪氨酸酶抑制
能力的影响［J］. 中国实验方剂学杂志，2014，20（3）：17-23.

［418］赵清，徐月清，冯天铸，等. 不同炮制方法对僵蚕指标性成分的含量影响研究
［J］. 时珍国医国药，2011，22（3）：657-660.

［419］赵清. 变质与未变质僵蚕毒性物质基础解析与炮制原理炮制减毒机理研究［D］. 沈
阳：辽宁中医药大学，2018.

［420］赵文龙，吴慧，单国顺，等. 麸炒白术"减酮减燥，增酯增效"炮制理论的再印证
［J］. 中国中药杂志，2013，38（20），3493-3497.

［421］赵文龙，吴慧，贾天柱. 麸炒白术的炮制工艺优化［J］. 中国实验方剂学杂志，
2013，19（8）：7-10.

［422］赵文龙，杨彦华，贾天柱. 白术生、制品对脾虚大鼠血清SS，GAS，CHE的影响
［J］. 中国实验方剂学杂志，2013，19（14）：212-215.

［423］赵新红，耿梦丽，孙超，等. 基于麸、米、土炒法的山药不同炮制品物性参数与化
学成分回归关系分析［J］. 现代中药研究与实践，2022，36（3）：49-54.

［424］赵学敏. 本草纲目拾遗［M］. 北京：人民卫生出版社，1957.

［425］甄臻，王杨，魏海峰，等. 基于颜色变化的麸炒山药质量标准及炮制工艺探究
［J］. 中成药，2021，43（3）：816-819.

［426］郑京胜，金利思，王孙富，等. 中药炮制辅料麦麸的研究思路探析［J］. 中华中医
药杂志，2019，34（2）：680-683.

［427］郑威，臧彬如，于颖琦，等. 基于HS-GC-MS技术研究炮制对枳术丸中挥发性成分
的影响［J］. 药物分析杂志，2022，42（5）：884-895.

［428］郑莹，王帅，孟宪生，等. 中药枳壳挥发油成分气相色谱-质谱联用分析和促进胃
肠动力药效研究［J］. 时珍国医国药，2015，26（3）：516-518.

［429］中国中医研究院中药研究所. 中药炮制经验集成［M］. 北京：人民卫生出版社，
1969.

［430］中华人民共和国卫生部药政管理局. 全国中药炮制规范［M］. 1988年版. 北京：
人民卫生出版社，1988.

［431］中医研究院中药研究所，北京药品生物制品检定所. 中药炮制经验集成［M］. 北
京：人民卫生出版社，1963.

［432］钟丽云，陈筱霞. 比较几种炮制方法对葛根总黄酮含量的影响［J］. 北方药学，
2014，11（12）：11-12.

［433］钟凌云，邓小燕，黄艺，等. 葛（葛根、粉葛）不同炮制品的药效与肠道菌群研究
［J］. 中国中药杂志，2021，46（17）：4403-4409.

［434］钟凌云，马冰洁，龚千锋. 葛根不同炮制品止泻作用研究［J］. 江西中医药大学学
报，2015，27（2）：75-76，90.

［435］钟凌云，马冰洁，叶喜德，等. 葛根主要药效成分止泻作用研究［J］. 世界科学技
术-中医药现代化，2015，17（1）：109-113.

［436］钟凌云，潘亮亮，马冰洁，等. 多指标正交试验法优选葛根麦麸煨制工艺［J］. 中

国中医药信息杂志，2014，21（8）：89-92.

［437］钟燕珠，雷旭，区炳雄，等. 炮制方法对葛根等9种药材成分煎出量的影响［J］. 中医药导报，2014，20（14）：45-46.

［438］仲锡铜，耿晖，徐瑞军. 中药煨制法的现代研究［J］. 山东中医杂志，2002，21（9）：560-561.

［439］周德胜. 麸炒枳壳的炮制工艺及其缓和药性的初步研究［J］. 现代中医药，2018，38（6）：137-139，151.

［440］周函钰，杨培培，华一卉，等. 正交试验法优选浙产山药（参薯）炮制工艺［J］. 中华中医药学刊，2014，32（7）：1597-1599.

［441］周宇，吴孟华，罗思敏，等. 薏苡仁炮制历史沿革考证［J］. 中国中药杂志，2020，45（11）：2694-2701.

［442］朱慧萍，曹岗. 多指标综合评价蜜麸炒白术的炮制工艺［J］. 中华中医药杂志，2015，30（6）：2160-2163.

［443］朱橚. 普济方［M］. 北京：人民卫生出版社，1960.

［444］朱秀卿，阎克里，赵丽. 白术挥发油及其有机溶液稳定性动力学研究［J］. 中国药物与临床，2010，10（6）：632-634.

［445］朱震亨. 丹溪心法［M］. 上海：上海科学技术出版社，1959.

［446］朱正义. 枳壳麸炒前后黄酮甙的分析比较［J］. 中药材，1994，17（6）：30-32.

［447］朱佐. 类编朱氏集验医方［M］. 北京：人民卫生出版社，1983.

［448］祝婧，钟凌云，童恒力，等. 基于调控大鼠胃肠c-kit和SCF mRNA表达的枳壳燥性及炮制减燥机制分析［J］. 中国实验方剂学杂志，2018，24（21）：14-19.

［449］祝婧，钟凌云，王凤娇，等. 中药枳壳"宽中除胀"作用及炮制增效机制分析［J］. 中华中医药杂志，2019，34（5）：1914-1920.

［450］祝婧. 江西特色枳壳炮制品比较及蜜麸枳壳炮制机制研究［D］. 南昌：江西中医药大学，2019.

附录A

麸制中药生制饮片图

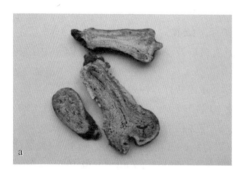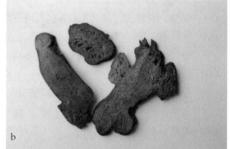

图A-1　生白术（a）与麸炒白术（b）

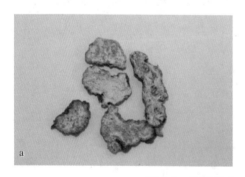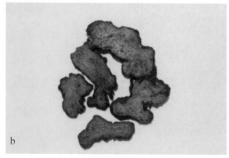

图A-2　生苍术（a）与麸炒苍术（b）

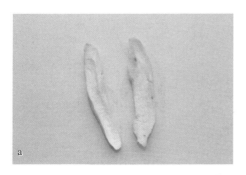 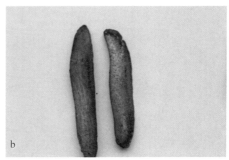

图A-3　生山药（a）与麸炒山药（b）

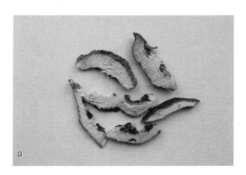 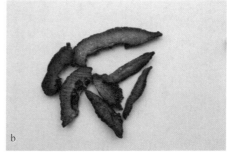

图A-4　生枳壳（a）与麸炒枳壳（b）

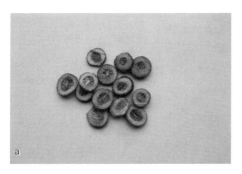 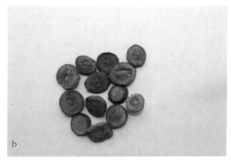

图A-5　生枳实（a）与麸炒枳实（b）

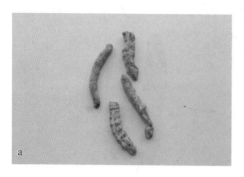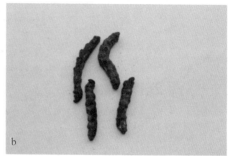

图A-6　生僵蚕（a）与麸炒僵蚕（b）

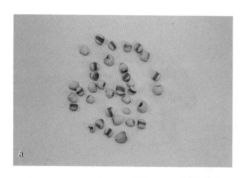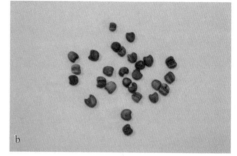

图A-7　生薏苡仁（a）与麸炒薏苡仁（b）

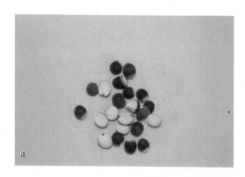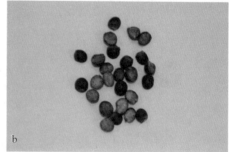

图A-8　生芡实（a）与麸炒芡实（b）

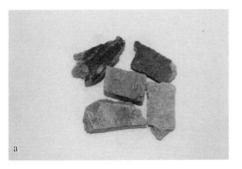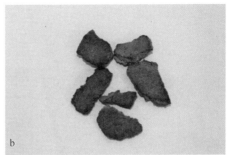

图A-9 生椿皮（a）与麸炒椿皮（b）

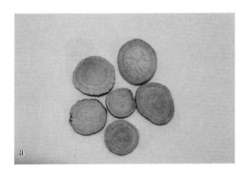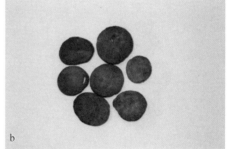

图A-10 生白芍（a）与麸炒白芍（b）

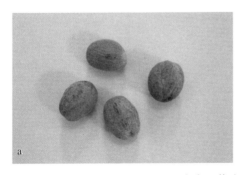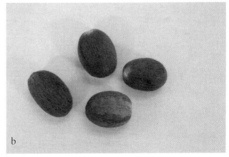

图A-11 生肉豆蔻（a）与麸煨肉豆蔻（b）

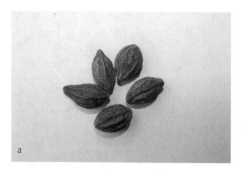
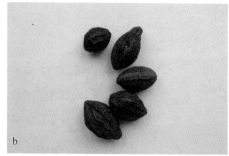

图A-12　生诃子（a）与麸煨诃子（b）

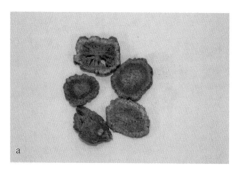
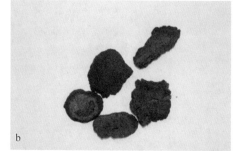

图A-13　生木香（a）与麸煨木香（b）

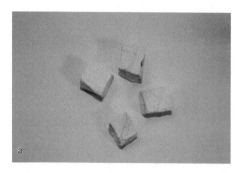
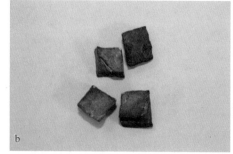

图A-14　生葛根（a）与麸煨葛根（b）

后　记

麸制技术作为前人留下的十分宝贵的用药经验，具有悠久的应用历史和完备的理论体系，其疗效显著、操作简便且来源充足，因而被沿用至今。目前，《中华人民共和国药典》仍记载了白术、苍术、山药、枳壳、枳实、僵蚕、肉豆蔻、芡实、椿皮及薏苡仁共十种饮片使用麸制技术进行炮制。另外，在各省市炮制规范及药材标准中也有木香、葛根、白芍等采用麸制技术的品种。因此，如何确保中药麸制饮片的质量和临床疗效对推动中医药产业的健康发展具有积极的意义。

传统观点认为，中药通过麸制能够增强和中健胃、补脾调中的作用，并能缓和药性，降低恶心、呕吐等不良反应，还可发挥矫色、矫臭、矫味等作用。因此，应用麸制的中药品种多具有调理脾胃的作用。这些中药或有"燥性"，或有"酷性"，或有"异味"，或有"刺激性"，通过与麦麸加热共制，缓和了上述不良反应，并增强了饮片对脾胃的作用。为了探讨麸制法是如何发挥上述作用，本书首先对辅料麦麸的来源、化学成分、药效作用、功效与应用、质量标准以及麸制法的历史沿革和现代研究进展进行了归纳和总结，探讨辅料麦麸的特点与优势以及麸制法的应用规律。同时，选取了白术、苍术、山药、枳壳、僵蚕、薏苡仁、肉豆蔻、木香及葛根九味代表性中药，通过系统地梳理这些饮片在麸制前后的化学成分、药效作用、炮制原理以及质量标准等方面的研究情况，总结中药麸制的共性规律，从而为中药麸制工艺与原理的创新发展提供借鉴。

事实上，通过对中药麸制法的研究发现，中药的不良反应多与饮片的挥发性成分相关，通过加热可促进挥发性成分组成及结构的变化；同时，麦麸还可利用自身的吸附特性，来降低挥发性成分的含量。但是，由于中药的挥发性成分本身受产地、采收加工方式以及贮藏、保管等因素的影响较大。因此，麸制对于中药挥发性成分的影响，尤其是部分单体活性物质的作用具有较大的不确定性，相关研究成果与结论尚待验证。

目前对麸制中药的炮制原理研究大多围绕饮片麸制前后的化学成分以及药效作用进行研究，忽略了辅料麦麸在炮制过程中的作用。麦麸不同于其他固体辅料仅能发挥热传递介质的作用。一方面，麦麸本身具有健脾和胃的功效，麸炒后可吸附在饮片表面发挥药效作用；另一方面，麦麸还可促进饮片表面美拉德反应的进程，从而改变饮片的颜色及气味，并生成具有健脾功效的活性物质（注：蜜麸制法既能借麦麸健脾和中之力，又能合蜂蜜甘缓益脾之效，能够更好地缓和饮片的燥烈之性，增强理气健脾的功效，并使得饮片色泽更加艳丽有光泽，怀疑与蜂蜜中还原糖的加入可促进美拉德反应有关）。因此，在今后的中药麸制原理研究中要综合考虑麦麸的作用。

此外，目前对中药麸制工艺、原理及质量标准的研究大多是围绕饮片所含的小分子活性物质来开展。近年来以蛋白质和多糖为代表的生物大分子在抗炎、抗癌以及调节肠道菌群的组成及功能方面发挥的作用越来越受到关注，并且成为部分中药炮制原理研究的突破点。中药经麸制后大多可增强对脾胃功能的调节作用，这又与蛋白质和多糖在抗炎和调节肠道菌群方面的作用密切相关。因此，未来围绕中药麸制过程中生物大分子的结构及活性变化或成为中药麸制原理研究新的热点。

中药炮制作为一项传统的制药技术，是我国古代劳动人民的智慧结晶，在促进中华民族的繁衍生息过程中发挥了重要的作用。麸制法作为中药炮制的重要技术之一，继承好、发展好、利用好这项制药技术是我辈炮制人的使命，相信在从事中药炮制工作与研究的诸多同仁的努力下，麸制法的发展必将拥有更好的前景！

单国顺